中医药文化与生活丛书

张立祥　王振国　主　审
宋咏梅　刘更生　总主编

张蕾　相光鑫　编著

岐黄春秋
中国医史揽胜

山东科学技术出版社
·济南·

图书在版编目（CIP）数据

岐黄春秋：中国医史揽胜 / 张蕾，相光鑫编著. -- 济南：山东科学技术出版社，2025.3. -- （中医药文化与生活丛书 / 宋咏梅，刘更生总主编）. -- ISBN 978-7-5723-2375-1

Ⅰ.R-092

中国国家版本馆CIP数据核字第20243S1Z01号

岐黄春秋
——中国医史揽胜

QIHUANG CHUNQIU
——ZHONGGUO YISHI LANSHENG

责任编辑：马　祥　李志文
装帧设计：孙　佳

主管单位：山东出版传媒股份有限公司
出 版 者：山东科学技术出版社
　　　　　地址：济南市市中区舜耕路517号
　　　　　邮编：250003　电话：（0531）82098088
　　　　　网址：www.lkj.com.cn
　　　　　电子邮件：sdkj@sdcbcm.com
发 行 者：山东科学技术出版社
　　　　　地址：济南市市中区舜耕路517号
　　　　　邮编：250003　电话：（0531）82098067
印 刷 者：山东联志智能印刷有限公司
　　　　　地址：山东省济南市历城区郭店街道相公庄村
　　　　　　　　文化产业园2号厂房
　　　　　邮编：250100　电话：（0531）88812798

规格：32开（130 mm×210 mm）
印张：6.5　字数：100千
版次：2025年3月第1版　印次：2025年3月第1次印刷
定价：45.00元

传承弘扬中医药文化
倡树美德健康新生活

丛书前言

中医学是中华民族的伟大创造,是中华民族生命智慧的结晶,是中华民族带给全人类的珍贵文化财富。

中医药文化历史悠久,起源于远古先民的生产生活实践,贯穿了中华文明全过程,书写了中华文明独特的历史篇章。回顾中医药文化的前世今生,不仅能够了解中医药文化的价值追求、基本理念、理论基础,还能够感受中华民族宽广深厚的人文情怀,了解中医药与中华优秀传统文化一脉相承的整体性。

中医药植根于中华文化沃土,汲取了儒释道等传统文化的思想精髓,确立了"医乃仁术"的价值取向,建立了以"脏腑经络"为核心的理论体系。中医药理论是中医学对人与自然、健康与疾病等生命现象及其调控规律与法则的理性认识,是中华民族独特自然观、生命观、疾病观和方法论的集中体现。

中医药文化还蕴含着做人做事的丰富哲理,无论是"大医精诚"的医德观念,道法自然、取象比类的思维方式,执两用中、阴阳和合的基本法则,还是天人合一、形神一体的系统观念,都体现了中华民族在长期生活中积累的世界观、社会观、人生观。弘扬中医药文化能够让人们在潜移默化中感受中华文明的哲学智慧和人文精神,有利于更好涵养群众道德品行,培育时代新风新貌,汇聚向上向善力量。

中医学来源于鲜活的日常生活,从古到今,中医学的理论与方法渗透在百姓日常生活的方方面面,交织在衣食住行的各个环节之中。食饮有节、起居有常、动静相宜、精神内守等养生理念在守护广大群众身心健康中发挥了重要作用。祖祖辈辈的中国人,大多都具备一些常见病证的简易处置方法相关知识,随时取用,方便易行,对维护生命健康发挥了很大作用。如今中医学虽然是专门之学,但人人应学应会,人人能学能用。随着生活水平的提高,人民群众越来越关注中医药文化。因此,大力弘扬中医药文化,传播推广科学、健康的生活理念,有利于满足群众日益增长的中医药文化需求,培养美德健康的生活方式。

党的十八大以来,党和国家十分重视中医药文化传承与传播工作。《中共中央国务院关于促进中医药传承创新发展的意见》明确指出，传承发展中医药文化是弘扬中华优秀传统文化、推动中医药传承创新发展的实践需要。《"十四五"中医药发展规划》提出要实施中医药文化传播行动，要对中医药文化内涵理念进行时代化、大众化、创新性的阐释，必须将其融入人们的日常生活，提高居民健康素养水平，普及中医药文化及养生保健知识，让中医药文化绽放时代光芒。

山东省是孔孟之乡，是中华优秀传统文化的重要发祥地，有着深厚的中医药文化底蕴，理应在传承弘扬中医药文化上走在前、挑大梁。为此，山东中医药大学在山东省委宣传部和山东省卫生健康委员会（山东省中医药管理局）的指导下，组织专家团队编写了"中医药文化与生活丛书"，旨在为读者提供一套贴近日常生活，富有时代特色，"读得懂，用得上"的中医药文化读本。

本丛书编写坚持以日常生活为中心，推动中医药知识传播普及、养生智慧和健康理念融入群众生活，让更多的人懂中医、信中医、用中医。本丛书共分为7个专题，每一专题单独成册，包括：

《岐黄春秋——中国医史揽胜》

《生生之道——中医理论概要》

《本草延年——中药与健康》

《谨和五味——饮食与健康》

《明堂知要——穴位与健康》

《动静相宜——导引与健康》

《精神内守——情志与健康》

我们希望从不同主题叙述传播中医药文化的基本知识，结合日常生活，讲述大众比较关心的中医药相关知识，全面立体地展现中医药文化的魅力与价值。在编写过程中，力求突出中医药的文化内涵、方法的简便实用、文字的通俗易懂。

为适应读者阅读需求，打破教科书章节子目的编排方式，每章之下设置专题，分类叙述相关知识。文字表述尽量避免生僻难懂的专业术语，以叙述性文字为主，非必要不引用古籍原文，做到通俗、易懂、生动；适当配备相关插图，努力做到图文相辅。希望本丛书能够为读者了解中医药文化、增进健康、幸福生活贡献一份力量。

新时代新征程，我们将深入学习贯彻习近平文化思想，贯彻落实习近平总书记关于中医药工作的重要论述，深入挖掘齐鲁中医药文化资源，传承精华、守正创新，不断推动中医药文化创造性转化、创新性发展，让中医药更好造福人民。

编写组

2024 年 12 月

前言

中华文明史包括中国医学史。可以说,一部中华文明史也是一部中华民族追求健康、防治疾病的历史。中医学经历了长期的发展,形成了一门具有独立理论体系和丰富实践经验的大学问,是中华民族智慧的结晶。要了解中医,不妨从医学史开始。本书便是一部关于中国医学发展史的简明读本。

本书以时代发展为序,从医药的起源讲起,根据各阶段的学术发展特点,将古代中医史分为肇始远古、理论构建、临床拓展、医儒交融、流派纷呈、理极用宏6个阶段。其中选取有代表性的医家、著作、事件计50篇加以介绍,以点带面,展现中医发展的历史画卷。文中所写医家、著作、事件皆有文献依据,在叙述过程中力求语言简明、客观、生动。除了叙述历史,编者还希望读者在了解医史知识的同时,感受中华民族的伟大智慧,古代医家的高尚医德与求实精神,同时从史学的角度去理解中医如何认识生命、人体与疾病，如何诊断、治疗、预防疾病等问题。

需要说明的是：第一，中医发展史上著名的医家灿若繁星，著作浩如烟海，成就不胜枚举，但因篇幅所限，编者只择取较有代表性的 50 个点，难免有挂一漏万之虞。第二，篇目大致按时间排序，但因学术发展的轨迹与历史朝代的更替并非完全吻合，且行文时为增强阅读感，将同类篇节前后排列，未严格按照时间先后排列。如华佗是东汉医家，按年代当并入第二章"理论构建"，但因其成就侧重于临床，体现的是临证各科的全面发展，故在编排时纳入第三章"临床拓展"；再如第六章"理极用宏"，讲述明清医学发展概况，为便于读者理解，将"李时珍与《本草纲目》""《拾遗》与《串雅》"两篇本草相关的章节并列；将"'逆行'疫区的吴有性""国医圣手叶天士""《温热经纬》集大成"三篇温病相关的章节并列；将黄元御、王清任、吴师机三位有特色的代表医家并列；最后以"畅销医书之冠"谈医学的普及问题。这种编排，不以时间为顺序，为免误解，特加说明。

按此体例和形式编写中国医学史,本身就是一种新的探索,加之编者水平所限,难以尽善,不当之处,祈请方家指正。

编著者

2024 年 10 月

目录

肇始远古 / 01

砭石从东方来 / 005

神农遍尝草木味 / 008

五千年前的开颅术 / 011

甲骨文中的医事 / 014

医和论六气致病 / 017

文挚的情志疗法 / 019

理论构建 / 02

女尸千年不朽之谜 / 026

帛书导引图 / 029

刘胜墓中的"九针" / 031

扁鹊为方者宗 / 034

溯源天回 / 038

淳于意与诊籍 / 041

至道之宗:《黄帝内经》 / 044

医经问难:《难经》 / 048

药有性味:《神农本草经》 / 051

方以对证:《伤寒杂病论》 / 054

临床拓展 / 03

家喻户晓的"神医"华佗 / *061*

三指探疾凭《脉经》 / *064*

针灸规范《甲乙经》 / *068*

急救要方藏《肘后》 / *072*

唇裂修补术 / *075*

外科《鬼遗》，骨科《仙授》 / *078*

妇科《产宝》，儿科《颅囟》 / *081*

诸病病源专论 / *083*

"药王"孙思邈 / *086*

医儒交融 / 04

儒医的出现 / 094

从《开宝》到《证类》 / 096

《针灸图经》与铜人 / 100

官办药局 / 103

宋代的解剖图谱 / 106

儿科鼻祖钱乙 / 110

"医之亚圣"成无己 / 113

法医学之父宋慈 / 116

流派纷呈 / 05

河间学派刘完素 / *123*

易水学派张元素 / *125*

张从正与"攻邪论" / *129*

李杲与"补土论" / *132*

朱震亨与"相火论" / *135*

舌象《金镜录》 / *138*

具有民族特色的食疗专书 / *141*

理极用宏 / 06

李时珍与《本草纲目》 / 149

《拾遗》与《串雅》 / 153

"针圣"杨济时 / 156

"逆行"疫区的吴有性 / 159

国医圣手叶天士 / 162

《温热经纬》集大成 / 166

黄元御的传奇人生 / 170

敢于改错的王清任 / 173

外治大家吴师机 / 177

畅销医书之冠 / 180

余　韵 / 184

后　记 / 190

01

肇始远古

　　医学是由原始的医疗活动发展形成的。至于医疗活动起于何时,虽然目前没有明确答案,但想来一定是非常久远的!那有多远?这就要追溯到人类形成之初。

　　据考古资料显示,在中国,发现最早的人类化石是 1965 年在云南省元谋县出土的"元谋人",距今约 170 万年。也就是说,170 万年前,在中国这片土地上,就已经有了人类。自从有了人类,病痛的侵扰就不可避免,相应而生的是人类对健康的追求、对疾病的抗争,以及对生命的无尽探索。因此,本章的"远古",始于人类形成伊始,医药的起源亦肇始于此。

从"远古"至春秋战国,这是一个相当漫长的时期,大约占到整个人类历史的99.9%。漫漫长路,我们的先祖艰难、缓慢地前行。他们是如何解决生存问题、如何处理病痛的?由于相距太远,史料不足,这些疑问都很难有确切的答案。探寻"远古"留下的痕迹,一方面靠考古发现,像出土的化石、文物等;另一方面,早期典籍中的传说,像盘古开天地、伏羲制九针、神农尝百草等,经由古人口耳相传,在有了文字之后被记载、流传下来,这也为我们提供了想象的依据。

原始时代,人类在形体、生理方面不断进化,逐渐有了语言,学会制造工具、用火取火,形成了原始的农业和畜牧业,这些与生存、健康休戚相关,是医疗保健的重要组成部分。医药知识也在生产生活实践中不断积累:新石器时代,出现了最古老的医疗工具——砭石,这是后世针刺与外科手术的起源(见《砭石从东方来》);在寻找食物的过程中,人们尝百草,发现了药物(见《神农遍尝草木味》);山东广饶出土的钻孔头颅骨,是最早的"颅骨开窗术",堪称外科手术史上的奇迹(见《五千年前的开颅术》);"导气令和、引体令柔"的导引术也在此时萌生,后来发展成为中国医学的重要组成部分之一。

早期的医疗行为是医巫不分的,到了商周时期,人们对人体、生命、疾病的认识越来越深入,诊断、治疗的经验也日趋丰富,甲骨文的相关记载为我们提供了极为宝贵的一手资料(见《甲骨文中的医事》)。此时,人们对致病因素的认识,渐渐摆脱了"巫"的束缚,"六气致病说"是目前所知最早关于病因的讨论(见《医和论六气致病》);对药物的认识更加全面,虽未见专门的本草文献,却可从先秦文献如《诗经》《山海经》中窥得一斑。人们认识的药味越来越多,并认识到药物的不良反应,使用药治病变得谨慎。更为重要的是,人们开始探索药物的组合应用,由单味药发展成几味药煎煮而成的"汤液",成为后世"方"的源头。除了汤液、针灸治病之外,古籍中还出现了情志疗法的最早记载(见《文挚的情志疗法》)。西周时期,随着社会分工的发展,"医"逐渐从"巫"中分化出来,成为独立的职业。据《周礼》记载，此时的医疗已出现最早的分科——食医、疾医、疡医与兽医，医政制度初步建立。

可见，在医疗实践和医疗知识大量积累的基础上，病因学、诊断学、本草学、方剂学等理论开始萌芽，理论框架也在逐步搭建。同时，阴阳、五行、精气神、天人相应等古代哲学思想，开始作为说理方法被引入医学领域，为中医理论的建立奠定了基础。

医疗由此起源，医学在积累中萌生。

砭石从东方来

砭石是我国现知最早使用的医疗工具。

砭,《说文解字》解释说"以石刺病也",就是用来治病的石头,后世有人解释为"石针"。现在常说的"针砭时弊"一词,即源于此,指就像用砭石刺病一样指出问题或错误。

从考古发现来看,砭石的出现大约在新石器时代,然而其端绪却可能上溯到旧石器时代。自旧石器时代开始,人们已广泛使用石器,包括生产生活中以及捕猎用的小型石器,如刮削器、尖状器、石锥等,有的是可以兼用作医疗工具的,或用于按摩身体,或用于刺破疮疡。在此基础上,到了新石器时代,人们制造工具的能力大大提高,逐步出现了某些专供医疗用的砭石。然而,岁月久远,今天我们看来,究竟是生产所用还是医疗所用,或是二者兼用,很难有确切结论。

砭石作为中国最早的医疗工具,主要有两个方面的作用:一是用于按摩、按压、刺激身体的某些部位，由这一作用发展为后世针刺用的针；二是用于切开皮肤，破开痈肿，去除腐肉，这相当于今天外科手术刀的功能。所以，砭石是后世针、刀器具的前身。

20世纪70年代在河南仰韶文化遗址出土了一枚砭石。它的特点很突出，有锋、有刃。可以想象：尖锐的"锋"可以刺激身体的某个部位，做局部的按压，而锋利的"刃"可用于切割、放血。

砭石是从哪里起源的呢？

《素问·异法方宜论》专门论述了东、西、南、北、中不同地域治病方法的起源。其中说到东方是太阳升起的地方，自然界万物生发之气从这里升起。东方滨海近水，盛产鱼盐，当地的人多吃鱼类，嗜好咸味。吃鱼多了容易使热积于中，吃盐多了易耗伤血液，所以当地的居民皮肤色黑而腠理疏松，易患痈疡一类的疾病。这种病适宜用砭石治疗，所以砭石这种治疗方法，是从东方来的。这里说的砭石针对痈疡一类的疾病，显然是切割排脓用，是后世手术刀的功能。

在山东微山县两城山出土的东汉画像石中，有四块上半身为人，下半身为鸟的神人浮雕。面对着鱼贯而来的人群，神人一手握着为首一人的手腕，另一手作扬举状。其中有两幅可明显看出神人手中所握是一针形器具。据考证，四幅图像是带有浓厚神话色彩的针灸行医图。

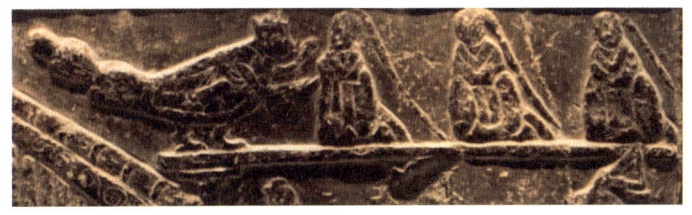

扁鹊行针汉画像石

半人半鸟的神人形象，来源于原始时代的图腾崇拜。古代东夷诸族都有鸟图腾崇拜的特点，山东更是最盛行的地区。"扁鹊"这一称号可能也和上述图腾崇拜有关。1978年在山东省济宁市嘉祥县宋山再次发现8块绘有人物的画像石，也看到有类似针灸行医图的形象。这些汉画像石在山东陆续被发现，从一个侧面为研究砭石发源于山东一带提供了新的重要线索。另外，山东境内的大汶口文化遗址、龙山文化遗址先后出土了大量砭石，成为砭石起源于山东的又一证据。

新石器时代以后,人们用动物骨骼、竹子、陶土做成的针,比石针更加光滑细致。后来又出现了青铜针、铁针、玉针、金针、银针等。

伴随着砭石到针的发展过程,经络理论逐渐产生,经过不断完善,成为中国医学最具特色的内容之一。

神农遍尝草木味

将天然物品作为药物治疗疾病,是数千年来中医最常用的方法。那么,药是如何起源的呢?

药物的发现和使用可溯源到上古时期,但究竟源于何时、始自何人,已无从考证。《淮南子》说神农"尝百草之滋味";《帝王世纪》说伏羲"尝味百药而制九针",又说黄帝"使岐伯尝味草木";《通鉴外记》说神农"始味草木之滋"。在传说中,故事的主角有伏羲、神农、岐伯的不同,其中最著名的就是"神农尝百草"。

《淮南子·修务训》说神农:"尝百草之滋味,水泉之甘苦,令民知所避就。当此之时,一日而遇七十毒。"清代学者吴乘权在《纲鉴易知录》中说："民有疾，未知药石，炎帝始味草木之滋，察其寒温平热之性，辨其君臣佐使之义，尝一日而遇七十毒，神而化之，遂作文书，上以疗民疾，而医道自此始矣。"

上古之时，我们的先祖过着茹毛饮血的日子，为了解决生存问题，寻找食物果腹，弄清哪些东西可以吃、哪些东西不能吃，成为人们要探索的关键问题之一。不少人因为误食了有毒的东西，产生头痛、头晕、腹痛，甚至昏迷、死亡。神农看到这一现象，心生怜悯，便去尝试各种植物和水源，以亲身经历去分辨哪些有毒、哪些无毒，继而传授给人民。在这个过程中，神农曾多次中毒，据说曾在一天内遇到"七十毒"，最后因为尝试断肠草中毒而亡。"神农尝百草"的传说是先祖在漫长历史中不断摸索、艰难前行的缩影。

实际上，神农尝百草显然不是因为得病去寻找药物的，而是先民在寻找食物时进行的艰辛尝试。而关于药物的知识，很可能就是在"尝百草"的过程中发现并积累起来的，可以说药物是寻找食物的副产品。后来，随着药物知识的积累和丰富，人们才逐渐有意识地去发现、认识药物，有了对药物治病的真正探索。在起源这一问题上，药物与食物密切相关，无法截然分开，所谓"药食同源"就是这个道理。

人们在采食野菜、野果、种子、植物根茎的过程中，首先尝到了酸、辛、苦、甘、咸各种味道，进而发现，有的植物吃了以后会引起呕吐、腹泻，甚至昏迷、死亡；有的植物吃了以后，原有的病痛得以减轻甚至痊愈。久而久之，人们便逐渐熟悉了一些植物的形态和性能，了解到它们的毒性和副作用，体验出某些植物的治病疗效。这个过程极其漫长，是无数人口尝身试总结出来的，然后口耳传递，最终用文字记录下来。

人们早期认识最多的应当是植物药。自古我们称药物知识为"本草"，欧洲称药物为"drug"（本义为干燥的草木），都说明药物是从植物开始的。原始人类在食用动物的过程中，发现了一些动物的治疗作用，像《山海经》记载的"河罗之鱼"可以治疗痈疽，后来又发现动物肝脏、脂肪、骨骼等也有治疗作用。到了原始社会末期，随着采矿、冶炼业的出现，人们对矿物的性能有所了解，并认识到某些矿物对疾病的治疗作用。如通过煮盐，人们发现了盐水明目和芒硝泻下的作用；通过冶炼，人们了解了硫黄壮阳和水银杀虫的作用等。

这就是药物起源的大致过程，中药知识是我们的祖先在长期生产生活实践中逐渐认识和积累起来的。

五千年前的开颅术

外伤是原始人类的常见病症之一。在生产生活中，人们从树上采集野果，用简陋的猎取工具与禽兽搏斗，以及氏族间的斗争等，都有可能导致身体创伤，这在考古发现中不乏证据。比如北京人的一具头盖骨有生前被打击的痕迹；山顶洞人见有骨折的例子；广东曲江马坝人一具尸骸上可见额骨上留有齿伤的痕迹，应当是野兽咬啮伤；云南元谋大墩子新石器时代15座墓葬中，有8具骨骼的胸腹部及骶部留有生前被射击的石镞，少者4枚，多者10

余枚,显然是人为造成的战伤。

在考古资料中,我们只能看到骨骼上的伤痕,可以推断,流血、软组织损伤等问题是不可避免的。原始人类如何处理这些外伤,怎样止血、包扎?怎么处理骨折?是否有了手术?因为缺乏证据,这些问题很难回答。

然而,考古发现给我们提供了一个不可思议的手术证据——开颅术。

1995年,在山东省广饶县傅家大汶口文化遗址392号墓中,发掘出一具成年男子的颅骨。奇怪的是,在这具颅骨上有一个3.1厘米×2.5厘米的近圆形缺损。经各方专家研究,颅骨上的这个特殊孔洞不是外伤所致,因为在孔洞内和孔洞附近都找不到可以作为骨折证据的任何颅骨碎片。专家认为,这是5 000年前的颅骨开窗术!更让人不可思议的是,这个缺损

开颅术

的圆洞周围有骨痂形成，说明这个男子在开颅术后存活了相当长的一段时间。这是我国目前所见最早的开颅手术成功实例。

早在5 000年前的石器时代，在坚硬的颅骨上开一个"窗"，大概需要用坚硬的石器或骨器反复地锉、磨很长时间。难以想象，此人经历了怎样的痛苦和煎熬，又是怎样在面临大量失血和术后大概率感染的情况下存活下来的！

耐人寻味的是，广饶有洞颅骨的出土并非个例。自19世纪以来，考古学家在世界各地陆续发掘出不少史前人类的带洞的颅骨，我国考古已发现开颅手术案例有30多个。这些颅骨上的孔洞大多为圆形，少数为方形；位置在颅顶，或近颅前，或靠枕后；洞的大小不同，大的直径达5厘米左右。

为什么要做这样的手术？我们试着推测一下：或许是因为原始人对疾病的真正原因所知极少，人们曾把疾病的主要原因归之于超自然的因素——某种神或魔。当有人患剧烈头痛、偏头痛，实在无法忍受时，除了祈求神灵的护佑，还寄希望于在颅骨上打出一个孔洞，把颅腔内作祟的"病魔"驱赶出去，于是有了上述开颅手术。

虽然我们还不能给出这些颅骨相关问题的满意答案，但这无疑是一个医学相关的重要事件，值得我们深入研究。

甲骨文中的医事

甲骨文是刻在龟甲和兽骨上，用于记录占卜内容的一种早期文字，也是现知最早的成熟文字。

商朝崇尚神灵，凡是遇到战争是否能够胜利、农业是否能够丰收、疾病是否能够痊愈等重要问题，都要向上天卜问吉凶。占卜人在磨光的龟甲或兽骨上先进行钻凿，然后用火烧灼钻凿处，观察爆裂的纹理，来占卜吉凶。随后史官将卜问的内容刻写出来，这就是我们看到的甲骨卜辞。

通过卜辞，我们有时能够对当时的事件有一些了解。比如，1976 年发掘的妇好墓出土了有字甲骨 17 096 片。妇好是武丁妻子中最著名的一位，曾率兵征战，立下赫赫战功。其中，一条卜辞的大意是：辛巳这天，商王占卜，是否要派遣妇好带领将士三千，加入国王的万人队伍，一起征伐方国？卜问的就是战争的吉凶。甲骨卜辞，为我们了解商代历史提供了极为宝贵的第一手资料。

一百多年前，刻有文字的甲骨在河南安阳大量出土，约16万片，涉及医学的有300多片，甲骨文中有不少关于人体的记载。我们外观可见的人体部分，基本上在甲骨文中都有体现，如首、面、目、鼻、耳、口、舌、齿、颈、项、腋、手、膝、足等。除此之外，甲骨文还有对人体内部的记载，如心、骨、血。其中，"心"是甲骨文唯一记载的脏腑器官。这表明，商代人们对人体已经有了相当多的认识。

甲骨文卜辞

在甲骨文中，疾病被称为"疒（nè）"，写作"疒"，描述的是一个人躺或倚靠在床上，表示生病了。甲骨文中有20多种病名，最为常见的命名方法是"疒"加上身体部位，表示哪儿病了，像"疒首""疒目""疒耳""疒齿"等。这种疾病的表达方式还是很朴素的，就像"疒目"，我们只知道生病的部位在眼睛，至于是痛、痒、肿、失明、远视、近视、夜盲，就不得而知了。后来先秦文献中对疾病的记载有"望视"（远视）、"折疡"（骨折）等，要比甲骨文中的医学内容成熟得多。

有的病名可以反映人们对病因的认识。比如"龋"字，非常形象地表达了龋齿是由于有"虫"向牙齿里钻；"蛊"字表示腹中有虫。这两个字都认为"虫"是导致疾病的原因。

甲骨文时代，巫术在社会中仍处于统治地位，人们虽然已经开始认识到虫、酒、风可能导致疾病，但主流思想依然认为疾病是由上天、鬼神、祖先所致的。所以，得病后，要卜问是否能痊愈、是否会死、是否会迁延不愈等。而应对的办法大多是祭祀、祈祷之类巫术的方式。甲骨文中有"武王疒齿，祭于父乙""武王疒舌，祈于亡母庚"的记载，是说武王得了齿病，要向自己的先父乙祭祀；得了舌病，要向亡母庚祈祷，以求得到祖先的宽恕或护佑。

这体现了商代的疾病观和治疗观，以巫术为主，医巫杂糅。随着人们对人体、疾病认识的不断丰富，"医"逐渐从中独立出来，最终与"巫"分道扬镳。

医和论六气致病

据《左传》记载，春秋时期秦国有两位名医，分别叫缓、和，后世称"医缓"与"医和"。医缓为晋景公治病的故事，后来演变成中国文化中一个极为有名的典故，并产生了"病入膏肓"这个成语。而医和为晋平公治病的故事，则涉及中医早期对病因的认识。

鲁昭公元年（前541），晋平公生病，向秦国求医。秦景公派了医和去给他医治。医和诊察病情后说："您的病很严重啊！这病是由亲近女色造成的，沉迷女色，心志惑乱，如中蛊毒。这种病既不是鬼神作怪，也不是饮食失调。病已至此，没办法医治了。"晋平公说："难道女人不可亲近吗？"医和回答说："应该有节制才是。"

接下来，医和对疾病原因进行了分析，认为疾病的产生与天气变化有关。天气主要有阴、阳、风、雨、晦、明六种变化，叫作"六气"。六气变化过度，在自然界就会形成灾害，而伤害人体就会产生疾病——阴淫寒疾，阳淫热疾，风淫末疾，雨淫腹疾，晦淫惑疾，明淫心疾。淫，是过度的意思。

阴淫寒疾，是说阴气过度，就会产生寒性疾病；阳淫热疾，是说阳气过度，就会产生热性疾病；风淫末疾，是说风气过度，应会导致四肢方面的疾病；雨淫腹疾，是说雨（湿）气过度，就会导致胃肠道的疾病；晦淫惑疾，是说晦（指夜晚）气过度，即夜间房事过度则造成心志惑乱的疾病；明淫心疾，是说明（指白昼）气过度，即白天操劳过度造成心力交瘁的疾病。这一理论，把疾病的原因一方面归之于自然界的因素，另一方面归之于人体内部失去了某种平衡。

从甲骨文可以看出，商代人虽然已经认识到有的疾病由"虫"所致，有的疾病由外界因素像"风""雨"所致，但主流对于病因的认识，仍然停留在神鬼的层面，认为绝大多数疾病源于上天、鬼神、祖先。所以，生了病要占卜吉凶，治疗上也大都采用祭祀、祈祷的办法，向先人、上天祈求护佑。

医和的"六气致病"显然已经与鬼神致病论划清了界限，是在诊断和治疗上采取与巫术迷信截然不同的方法，标志着病因学的萌芽。这也是我们现在所知最早的病因学理论。

后来，中医病因所说的"外感六淫"——风、寒、暑、湿、燥、火，即导源于此。

文挚的情志疗法

中医治病，除了药物、针灸、导引等方法之外，还有情志疗法。《吕氏春秋》中文挚的故事就是最早对情志疗法的记载。

战国时期，宋国国都商丘有一位叫文挚的医生，洞明医术，远近闻名。当时齐闵王患了重病，请了许多名医治疗都不见效，最后派人请文挚到齐国诊治。文挚详细诊断后，私下里对太子说："大王的病我是可以给他治好的。但是，我把病治好后，他一定会杀掉我。"太子不解地问为什么？文挚回答："大王的病只有用激怒的方法才能治好。而激怒了大王，我一定会被处死。"太子听后恳求道："只要能治好父王的病，我和母后会以死来向父王求情，以保全你的性命。先生不必担心，就放手为父王治疗吧。"

文挚推辞不过，只得应允，说："那我就冒死为大王治一治吧。"于是他与齐王约好了诊期。文挚故意不守信誉，失约没来；约了第二次，又没有来；约了第三次，他同样失约。齐王见文挚屡屡失约，甚感恼怒。正在此时，文挚突然到来，鞋也不脱，就直接踏到齐王的床上，踩着齐王的衣服问他病情如何。齐王心中大怒，但强忍着没有发作。这时，文挚又用很不礼貌的言辞再次激怒齐王，齐王终于被气得大吼一声，坐了起来。这怒气一冲，齐王的病却好了。

可惜的是，真的如文挚所预见，他最终被齐王处以烹刑。

文挚用激怒的方法治好了齐王的病，是不是很不可思议？怒能够使人体迅速产生气机上逆、阳气升发等反应。因为齐王的病是因内有郁结、气机不能畅行所导致，所以用"激起愤怒"的方法是合乎中医理论的。

情志疗法是中医重要的治疗方法之一，最常用于情志病，被称为"以情胜情"。每个人都有七情六欲，有怒、喜、思、悲、恐的情绪变化。我们用五行的观点来归纳情志，将其与五脏联系起来，认为怒属木，归于肝；喜属火，归于心；思属土，归于脾；悲属金，归于肺；恐属水，归于肾。饮食有度，劳逸有度，情志也是如此。如果情志过激，超出了正常的度，就会直接伤及五脏，导致疾病的发生：过怒伤肝，过喜、过惊伤心，过思、过忧伤脾，过悲伤肺，过恐伤肾，这就是"内伤七情"。"以情胜情"，就是运用五行生克的理论来治疗情志病变。如水克火，对应着恐胜喜，对于喜过度而导致的病证，可以用恐惧的办法来治疗。大家所熟知的"范进中举"，说范进因大喜而致精神失常，有人出主意说："范老爷平日可有最怕的人？他只因欢喜狠了，痰涌上来，迷了心窍。如今只消他怕的这个人来打他一个嘴巴，说'这报录的话都是哄你，你并不曾中'。他吃这一吓,把痰吐了出来,就明白了。"果然,他最害怕的岳父胡屠户打了他一巴掌后,范进的病便好了。范进的这个邻居,是个以情胜情的高手呢!再比如,木克土,对应着怒胜思,对于思虑过度的病证可以用怒来治疗。文挚的故事中,《吕氏春秋》没有告诉我们齐王得了什么病,分析推断,很可能是思虑过度引起的病证。

02

理论构建

自20世纪20年代到现在,中国相继发掘了大量两汉时期的墓葬,总数在1万座以上。汉墓分布之广,数量之大,是其他各个朝代所不及的。这与当时的文化、观念、习俗有关。

汉代人认为灵魂不灭,"视死如生",所以努力营造死后的世界,随葬品应有尽有,几乎包括了生前衣、食、住、行的各个方面,希望死后还可以尽情享用。另外,到了汉代,儒家的孝道观念深入人心,为博得"孝"的美名,上到皇帝、下至平民百姓,都倾尽财力,大肆厚葬。

由于墓葬内容丰富,其中一些与医学直接相关,为我国医学史研究提供了重要线索。如湖南长沙马王堆汉墓、湖北江陵张家山汉墓、河北中山靖王墓是西汉的墓葬，甘肃武威汉墓是东汉早期的墓葬，都出土了医学文献或文物。特别是马王堆汉墓，不仅因历千年而不朽的女尸辛追而闻名中外（见《女尸千年不朽之谜》），更因出土了现存最早的经脉学文献——《足臂十一脉灸经》与《阴阳十一脉灸经》、最早的方书——《五十二病方》、现存最早的导引图（见《帛书导引图》）而受到史学界与医学界的广泛关注。成都天回汉墓是西汉早期的墓葬，出土了扁鹊学派的医学文献，是目前医学史研究的热点问题（见《溯源天回》）。这些内容从一定程度上反映了汉代的医学水平。

医疗实践和医疗知识经过长期积累，逐步形成了医学理论，到了汉代则初步构建了系统完整的医学理论。医学理论的建立与中国传统文化密切相关，先秦时期的重要思想，对医学理论的建立起到了关键作用。如阴阳五行、精气学说，以及儒家致中和、道家法自然等，都是中医学理论建立的重要基础。

标志着中医理论体系建立的四部经典——《黄

帝内经》《难经》《神农本草经》《伤寒杂病论》，至今仍是人们学习中医的重要文献（见《至道之宗：〈黄帝内经〉》《医经问难：〈难经〉》《药有性味：〈神农本草经〉》《方以对证：〈伤寒杂病论〉》）。中医学理论强调整体观念，具有独特的生命观、身体观、疾病观、治疗观、防病观等，其核心是对生命有独特的认知，这一特点决定了中医学是一门独立完整的医学。

在理论构建的过程中，扁鹊起到了至关重要的奠基作用，而且他也是医巫分立的标志性人物，因此被司马迁誉为"方者宗"，也就是医学之宗。扁鹊在医学史上具有极为崇高的地位，值得景仰。（见《扁鹊为方者宗》）

女尸千年不朽之谜

1972—1974 年，长沙东郊马王堆乡先后发掘了三座西汉古墓，距今 2 100 多年。最早下葬的是二号墓（前 168），墓主人是长沙丞相轪侯利苍。轪侯利苍是谁呢？早年他曾随汉高祖刘邦打拼天下，汉初任长沙国丞相，后分封为轪侯，食邑七百户。其次下葬的是三号墓，墓主人为利苍的儿子利豨，在父亲利苍死后，他继承了侯位，生前是一名武将，曾参与指挥朝廷征伐南越国的战争，死时 30 多岁（前 186）。最后下葬的是一号墓，墓主人是利苍的妻子辛追。由于利苍家族立下了赫赫战功、地位显耀，死后留下了丰富的随葬品，反映出西汉早期的经济、文化、医药水平。

马王堆墓共出土珍贵文物 3 000 多件，绝大多数保存完好。其中 500 多件漆器，制作精致，纹饰华丽，出土时就像新的一样。一件素纱禅衣，长袖的衣衫，重量仅有 49 克，如果除去袖口和领口的镶边，则只有 25 克，折叠起来可以装进一只火柴盒里，真可谓"轻若烟雾，薄如蝉翼"。还有众多日常用品、乐器等。每一件文物都价值连城。

然而，最令世界震惊的是1号汉墓的墓主人辛追。

辛追50岁左右，出土时外形完整，面容清晰可辨，头发光鲜，手指、脚趾纹路清晰，皮肤润泽，肌肉尚有弹性，四肢关节可以活动。刚出土时工作人员为其注射防腐剂，软组织随之鼓起，以后逐渐扩散，和刚死亡的尸体十分相似。

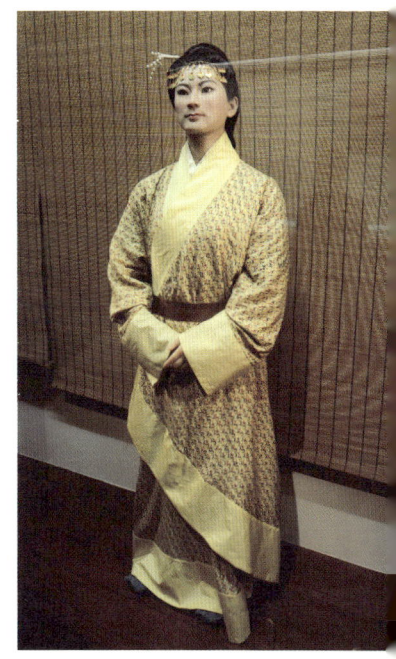

长沙马王堆汉墓辛追像

有关专家以现代刑侦技术对女尸的面貌进行了复原。是什么原因使辛追的尸身历两千年而不朽？这一世界考古学上的奇迹，至今仍是未解之谜。

医学方面的专家对辛追女尸进行了全面的研究。关于辛追的死因，可做如下推断。

辛追的皮肤光滑细腻，皮下脂肪丰满，这说明辛追不可能患有长期的慢性消耗性疾病。

解剖发现，辛追的食管、胃及小肠内有甜瓜子138粒半。胃的排空时间一般在4~6小时，水果的排空时间要短，大约在1.5小时以内。也就是说，正常人食用甜瓜，在短短几小时内就应该全部排到了十二指肠，胃中不会再有食物残留。辛追的食管和胃里还有尚未排空的甜瓜子，说明辛追死得很突然，就在吃了甜瓜的一二小时以内，所以一定是猝死。

那是什么原因导致了辛追的猝死呢？

通过解剖和影像学检查，发现辛追生前曾患有多种疾病：严重的冠心病、全身性动脉粥样硬化症、肺结核纤维灶、多发性胆结石、第四五腰椎间盘突出、右臂骨折等。

最有可能导致猝死的是冠心病。辛追胆总管十二指肠的开口处有块结石，结石长在这里是非常难受的，它极易引起胆绞痛。在食用甜瓜后，生冷刺激可能引起胆绞痛，继而诱发冠状动脉痉挛，导致急性心肌缺血。所以，辛追可能死于心脏病的急性发作。

能够如此清晰地推断出两千多年前古人的死因，这在考古史上是罕见的。辛追女尸对于古代防腐技术、古代病理学及古代疾病史的研究，都是举世无双的宝贵资料。

帛书导引图

导引是我国古代的一种将呼吸与肢体运动相结合的养生术。"导"字，指"导气"，通过引导气的运行使之和畅；"引"字，指"引体"，通过躯体俯仰屈伸的动作使形体柔和。导引大约起源于原始时代的舞蹈，人们发现舞蹈可以减轻身体的疲劳和某些痛楚，久而久之，我们智慧的先民们将其发展为养生保健的功法——导引术。

马王堆三号汉墓出土了一幅现存最早的《导引图》。

这是一幅彩色的帛画，长100厘米，高50厘米。帛画绘制的人物分成4排，每排11人，一共44个人。这些人有男有女，服饰不同，其中两人手中持有器械，所有的人物都在凝神操练导引术，所以这幅帛画被称为《导引图》。

《导引图》中每个人物图旁边大都有简要的文字，出土时因残缺严重，可辨字迹者有 30 多处，清晰的有 20 余处。这些字有的表明是模仿动物动作的姿态，如熊经（熊攀枝的动作）、鸟信（鸟伸）、爰呼（猿呼）、䍐北（鹞背）等，被模仿的动物有八九种。由此，我们很容易联想到华佗的五禽戏，说明导引与五禽戏有一定的渊源。

有的文字标明了可以防治疾病名称，如"引聋"即以导引防治耳聋，"引膝病"则以导引防治膝关节病变。

看着这些图，不免令人产生这样的疑问：这些导引功法是每式只一个动作，一式一图？还是每式都是一组连贯性的动作？马王堆出土的《导引图》无法给出确切的答案。

幸运的是，湖北江陵张家山汉墓出土的竹简为我们解答了疑惑。这是一座西汉时期的墓葬，出土时间与马王堆汉墓相仿。其中书写在竹简上的《引书》是一部专门讲述导引的文献，只有文字而没有图解。巧合的是，它有 5 个导引术式与《导引图》

的名称完全相同。这 5 个术式是折阴、熊经、引膝痛、引聋和引颓。以"引聋"为例,《引书》是这样说的:引聋,要端坐,如果聋在左耳,就伸出你的左臂,跷起拇指,伸臂时力引向颈部和耳部。右耳聋则反过来。这与《导引图》的"引聋图"完美地对应起来了!将二者相参照,我们就能够清晰地知道,"引聋"是怎么做的,并且还能按照二者的讲述操练一下。由此推断,马王堆出土的《导引图》应该是动功。

《导引图》被称为目前所知现存最早的医疗体操图,为我们了解古代的导引术提供了重要参考。

刘胜墓中的"九针"

1963 年夏,考古工作者在河北省满城县城西南发掘了一座西汉墓葬。这是中山靖王刘胜和妻子窦绾的墓。刘胜是汉景帝刘启之子,公元前 154 年被立为中山王,在位 42 年,是中山国的第一任国王。墓中出土随葬品 6 000 多件,以陶器为最多,还有铜器、铁器、金银器、玉石器、漆器和纺织品等。

其中金缕玉衣、长信宫灯、错金博山炉、鎏金蟠龙纹壶等都是闻名世界的珍贵文物。其中，有些文物与医学相关。

墓中出土了9枚医针，其中金针4枚、银针5枚。5枚银针在岁月的侵袭下已严重锈蚀残缺，仅有1枚尚可辨认形态。4枚金针保存完好，制作精致，针长6.5~6.9厘米，针柄略呈方形，约在其上中1/3交界处有一圆形孔。有趣的是，能够辨识的医针仅有2枚是相同的，其他形态全都不同。也就是说，我们能辨认出4种不同形态的医针，很容易让人想到古代的"九针"。

《灵枢经》的第一篇《九针十二原》指出，因为疾病不同，适用的针具在长短、形态上均有差别，要根据具体的病证灵活选用。本篇介绍了九种针具的形态和用法，分别是镵针、员针、鍉针、锋针、铍针、员利针、毫针、长针、大针，合称"九针"。比如锋针的刃呈三棱形，适用于长期不愈的顽固疾病；铍针像宝剑的剑锋，适用于切开痈疡、排脓放血等。

把刘胜墓的医针与《九针十二原》的文字一一

对照，可以清晰地判断出，两枚相同的金针是毫针，其他两枚金针分别是锋针和鍉针，一枚可辨的银针是员针。

这是件很有意义的事，因为《灵枢经》虽然有对九针的文字记载，却没有图像。后世医书中关于九针的记载基本沿袭了《灵枢经》的说法。最早见到的针图是元代杜思敬《针经摘英集》中的"九针图"，也是根据《灵枢经》的描述画成，并非根据实物绘制。这就使我们对"九针"产生了很大的疑惑——历史上到底有没有"九针"？"九针"是什么样子的？刘胜墓出土的医针为我们解开了这一困惑。

除"九针"外，刘胜墓还出土了刻有"医工"二字的铜盆。铜盆高 8.2 厘米，口部直径 27.6 厘米，底部直径 14 厘米。与众不同的是，盆口沿两处与器壁一处均刻有"医工"二字，说明是医疗专用的。仔细观察，我们会发现铜盆的外壁，距口缘 3 厘米的地方，有一道水平线，上面铜色较黄，下面铜色偏黑，但没有被火烧灼的痕迹。有专家由此推断，这个铜盆可能是隔水蒸药用的。

除此之外，刘胜墓还出土了捣药用的鎏金药杵、取药用的药匙、铜质的手术刀、用于昏迷病人的灌药器等，体现了西汉时期的医学成就。

扁鹊为方者宗

说到扁鹊，很多人都会在脑海中浮现出"神医"二字。

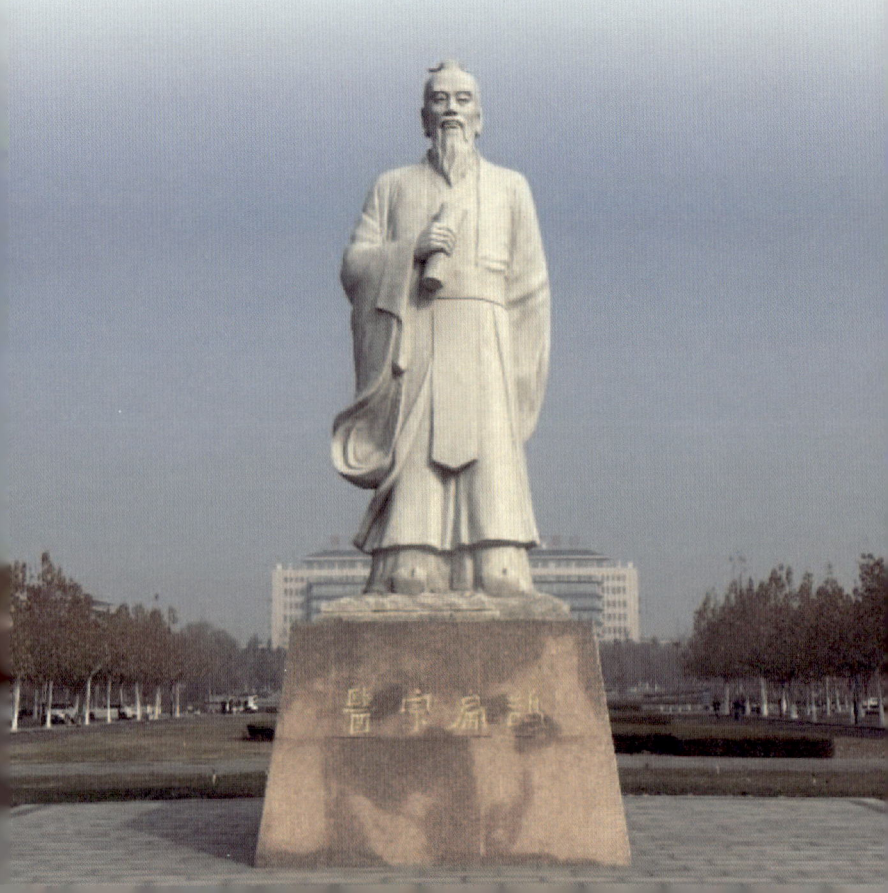

在扁鹊流传至今的故事中,他曾"起死回生"治好了虢太子的尸厥,曾在齐桓侯还无任何症状时就预知了疾病的发展,对赵简子的诊断更是充满了神话色彩。介绍扁鹊的书籍,如《神医扁鹊的故事》《神医扁鹊》《神医扁鹊之谜》等都用了"神医"二字。1985 年长春电影制片厂拍摄的电影也叫《神医扁鹊》。长期以来,扁鹊给我们留下的就是古代"神医"的形象。

实际上,称扁鹊为"神医"是极不正确的。扁鹊的正确定位是"方者宗",也可以说是"医宗"!

扁鹊为"方者宗"的评价是司马迁提出的。《史记》共有七十篇人物传记,医家仅有扁鹊、淳于意二人入选。司马迁对于谁能入传是有严格标准的,其中包括"立功名于天下"。而扁鹊之所以能够入选,司马迁说是因为"扁鹊言医,为方者宗,守数精明,后世循序,弗能易也"。"方",指的就是医学。扁鹊是以"医"立功名于天下的。

在司马迁看来,扁鹊是医学之宗、医家之祖。其实,不只是司马迁这样认为,在汉以前,只要说到医就一定会谈及扁鹊,扁鹊是毫无疑问的医学或者医术的最高代表，经常与像尧、舜、孔子之类的圣贤人物相提并论。可见，扁鹊在当时的历史地位是相当高的，远不是"神医"二字可以概括的。

扁鹊在医学史上有着非同寻常的标志性意义。

扁鹊标志着医学的独立。众所周知，医疗的职能，早期是由巫承担的。后来，医、巫就分道扬镳了。医学从巫术中分离是一个极其复杂的过程，而且经历了相当长的时间。虽然我们还没有足够证据表明医和巫是什么时候分离的，但能够明确的是，扁鹊是医而不是巫，扁鹊是最早以医生的职业形象出现的专业医生。《扁鹊传》不仅有扁鹊行医的描述，还明确记载他有"六不治"，其中第六条是："信巫不信医，六不治也。"从这里可以看出，扁鹊与巫的界限是非常清楚的。扁鹊是医与巫明确分离的标志性人物，可以说他是我国以医立身、以医名闻天下的第一人。

扁鹊的出现标志着中医学理论体系的构建。我国的医疗实践具有十分悠久的历史。早在扁鹊之前，中国就已经有了如砭石、针刺、祝由、汤液、醪醴、毒药、导引、灸焫等多种治疗方法。但因缺乏理论指导，这些方法当时还处于经验医学的阶段。

以用药治病为例，早期用药主要是凭经验为主的"随病调药"，也就是见"某病"即用"某药"。比如头痛就用止头痛的"药"，腹泻就用止泻的"药"，指导应用的不是理论而是经验。"药"与"病"一一对应。"药"无论是单味药，还是将几味药组合在一起，都是一种"对号入座"的用药方式。

扁鹊显然已经超越了这一阶段，因为他能"摩息脉"，即通过诊察病人脉息的变化，了解疾病发生变化的机制，然后进行治疗，这也就是后世中医所谓的"辨证论治"。《扁鹊传》的最后有一句话："至今天下言脉者，由扁鹊也。"后世多以这句话将扁鹊视为诊脉的发明者。其实，"脉"对于中医学的意义绝不只是诊法，而是整个中医学术的"命脉"所在。有了诊脉，医者在治疗时除了考虑"病"以外，还开始重视疾病的部位、虚实、寒热，治疗也相应地有补虚、泻实、祛寒、清热等差异。这就需要组方来应对了，因此有了由"用药"到"组方"的重大改变，决定了中医学后来的发展方向。所以，司马迁说"后世循序，弗能易也"。

从单纯关注疾病，用药治疗；到由关注脉息的变化来掌握病变的机制，用方辨证施治，这就是中医的理论化过程。扁鹊所做的，正是这样一个划时代的伟大贡献。因此，在漫漫医海中，"神医"无数，而医宗只有扁鹊，他作为中医学之宗是当之无愧的！

溯源天回

扁鹊虽然被司马迁誉为"方者宗"，而且《汉书·艺文志》也记载了《扁鹊内经》和《扁鹊外经》两部著作，但遗憾的是，扁鹊的著作并未流传下来。他为我们留下的医学内容是什么？人们并不清楚，以至于影响了后世对扁鹊的认知。

值得庆幸的是，2012年成都天回汉墓的考古发现，为我们解开了这个困惑已久的谜团。

成都天回汉墓是2012年7月至2013年8月，成都修建地铁时在天回镇发现的，是一座西汉时期的墓葬，2013年被评为中国六大考古新发现。

这次发掘的4座土坑木椁墓，出土了一大批有价值的文物，其中最为重要的，一是竹木制织机模型，再就是三号墓出土的920余支竹简和一个人体经穴髹漆人像。

根据织机模型复原的织机，被誉为"汉代计算机"的提花机，对于蜀锦的研究具有重大意义。而那些医简和人像的价值毫不逊色于织机模型，是揭开医学之谜的一次重大发现，出土后引起了医学界的高度关注。

天回简共出土5种医书和1种法律文书。医简中除了一种"逆顺五色脉臧验精神"外，其余都没有书名。根据中国中医科学院中国医史文献研究所柳长华教授团队研究考证，将这些医简分别定名为《脉书·上经》《脉书·下经》《治六十病和齐汤法》《刺数》《逆顺五色脉臧验精神》。

通过比较，《脉书·上经》《脉书·下经》与《素问》在内容上有一定关联。从《素问》所引《上经》《下经》看，这些医简的内容显然早于《黄帝内经》，应属于更为古朴的医学著作，这为重新认识和解读《黄帝内经》提供了非常重要的依据。

关于医简的作者，一直是大家关心的问题。虽然具体作者尚难考证，但医简中多次出现"敝昔"，而被专家认定为扁鹊学派的著作。

专家认为，医简中的"敝昔"，传世文献中写作"扁鹊"，其中"敝"通"扁"，"昔"通"鹊"。这一结论明确揭示了扁鹊学术的发展脉络。

天回医简以隶书写成，用语多见齐语词汇，根据简文字体与语言特征，可以推断这些医简形成或抄录于齐地。因此，扁鹊代表的是东方齐派医学，以针刺为主要治病手段，创立了经脉医学，对后世医学的发展起到了至关重要的作用。

天回医简的出土，至少有以下几个方面的重大意义：一是证明了扁鹊医学存在，为司马迁"扁鹊言医，为方者宗"提供了可靠依据；二是医简属于中医专门著作，表明当时的医学已与巫分道扬镳，走上了独立发展的道路；三是天回医简的出土，为研究汉代医经的成书提供了新的史料。

此外，还要一提的是，在3号墓中出土的完整人体经穴髹漆人像，是迄今中国发现的最早、最完整的人体医学模型。

髹漆人像高约14厘米，五官、肢体刻画准确，白色或红色描绘的线条和圆点清晰可见,不同部位还刻着"心""肺""肾""盆"等小字,对于经络研究具有重要价值。

这尊"小人偶",被珍藏、展示在成都市博物馆二层的"花重锦官城"展厅内,已成为成都博物馆的"镇馆之宝"。

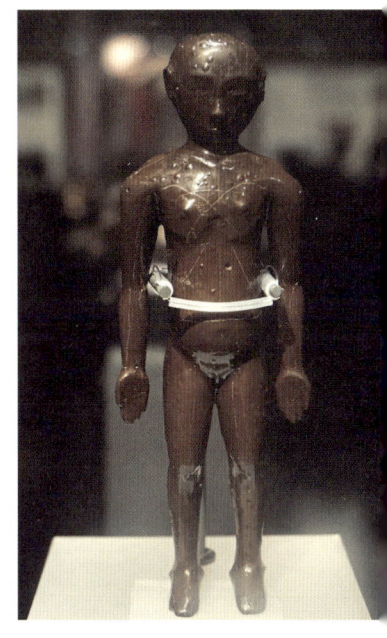

髹漆人像

淳于意与诊籍

扁鹊是最早见于正史记载的医家,他的事迹出自司马迁《史记》的第四十五篇《扁鹊仓公列传》。这位与扁鹊一并入传的仓公,即淳于意。

淳于意(约前216—前150),复姓淳于,名意,临淄(今山东省淄博市)人。因其做过太仓长,故人称"太仓公"或"仓公"。

淳于意自幼喜好医药方术,先师从公孙光,得其所传。高后八年（前180）又得到公乘阳庆传授的黄帝、扁鹊医书，三年后能够"知人生死，决嫌疑，定可治"，医术明显提高。赵王、胶西王、济南王、吴王等都曾派人请他治病，并希望他留在王府，淳于意都没有答应。他四处行医游学，寻访医术精妙的人。或许是淳于意的这一举动招致了显贵的怨恨，他被诬告，要押至长安接受肉刑。他的小女儿缇萦随父来到长安，并上书给汉文帝，说明父亲为官清廉，行医以仁义为怀，并且陈述了肉刑的害处，表示自己愿代父受罚。汉文帝被感动，亲自审问了淳于意，得知淳于意只一心治病，并无罪证。于是汉文帝赦免了淳于意，并下令从此废除肉刑。这就是著名的"缇萦救父"。

皇帝问淳于意："治病效果怎么样？患者是哪里人，什么病？你用药后效果怎么样？"淳于意在回答这些问题时，讲述了自己诊疗过的25个医案，这就是著名的"诊籍"，是我国现存最早的医案记录。

这25个医案，患者既有王侯将相、达官贵人，也有百姓、奴仆、侍者，每个医案都详细描述患者的姓名、性别、职业、里籍、诊断、证候、病因、病机分析、治疗、预后、转归等方面，叙述完整，内容精彩。特别是在望诊与脉诊方面，淳于意的技术达到了出神入化的地步。

淳于意曾说："意治病人，必先切其脉，乃治之。败逆者不可治，其顺者乃治之。"明确指出了脉诊的重要性。下面以一则医案为例：

齐国一位叫"信"的中御府得病了，淳于意诊脉时诊得"并阴"，不仅断为热病，还具体推断出得病的因由。淳于意说他曾在严寒时浸在流水中，然后发热所致。信听了，马上说："对，就是这样！"原来就在前一年的冬天，信出使楚国，走到莒县阳周水边，莒桥坏了，马突然受惊坠入冰冷的河水中。信得救以后先是发冷，继而全身发热如火，自此以后便不能受凉。淳于意通过脉诊的推断完全正确！淳于意处方"火齐汤"，仅三剂药，信的症状完全消失，再服药二十天，就完全康复了。

再如两名女子，在没有任何症状、身无所苦的情况下，淳于意仅凭面色即准确判断出二人均为"伤脾"，虽无所苦，已重病在身，并明确判断出发病和病死的日期，足见望诊之神。与扁鹊见齐桓侯的故事有异曲同工之妙。

什么是脉象的"并阴"?"火齐汤"是由什么药物组成的?"伤脾"指的是什么病症?这些学术问题尚无很好的阐释,但淳于意脉诊与望诊的神奇却令人叹服。

据司马迁记载,淳于意将医术传于宋邑、高期、王禹、冯信、杜信、唐安六人。他因材施教,比如杜信,因为"喜脉",所以传授他诊脉的技能。

张仲景在历数前代名医时说:"上古有神农、黄帝、岐伯、伯高、雷公、少俞、少师、仲文,中世有长桑、扁鹊,汉有公乘阳庆及仓公,下此以往,未之闻也。"足见其对淳于意评价甚高。特别是淳于意的"诊籍",开后世医案书写之先河。

至道之宗:《黄帝内经》

从古至今,《黄帝内经》(以下简称《内经》)都被认为是中医学最重要的著作,被中医界奉为圭臬,是中医学的规矩和法则。唐代王冰将其誉为"至道之宗,奉生之始",毫无疑问,《内经》在中国医学史上的地位是至高无上的。

《内经》虽然被冠名为"黄帝"之名,却显然不是黄帝本人所作。实际上,《内经》并非出自一时一人之手,而是在战国至秦汉相当长的时间里,由很多医家的言论汇集而成。因为这部书主要以黄帝与岐伯、伯高、少师、雷公等问答的方式写成,加上黄帝又是中华文明的人文始祖,出于崇古的心理,古人以"黄帝"命名。亦可理解为这些医学知识自黄帝时代即开始累积。

今天所见《内经》由《素问》与《灵枢》两部分组成,原书各9卷,每卷9篇,各为81篇,合乎九九之数,加起来共162篇。《素问》重点讨论阴阳、藏象、经络、病因、病机、诊法、治则、病证、针灸、养生等理论;《灵枢》则侧重于介

《黄帝内经》书影

绍经络、腧穴、刺法等内容。

《内经》的阴阳五行、脏腑经络等理论奠定了中医学理论的基础。

众所周知，阴阳、五行是中医学用以说理的工具。其实阴阳五行并非医学所固有，而是源于我国早期的哲学思想。阴阳的概念最早见于《周易》，五行最早见于《尚书》。早期，阴阳五行是用于解释自然界变化的。《内经》将二者结合起来，用于解释人体的生理、病理，指导疾病的诊断与治疗，指出"阴平阳秘"，即阴阳的动态平衡是人体健康的根本，若阴与阳的一方偏亢或偏衰，势必会引起阴阳失衡，就会发生疾病。所以医者诊断时"察色按脉，先别阴阳"，首先要判断的就是阴、阳，治疗相应地以调理阴阳平衡为基本原则。

《内经》用五行的观点来归纳人体，如五脏中肝属木、心属火、脾属土、肺属金、肾属水，又进一步用五行间的相生相克来阐释脏腑间的关系，一脏有病，必然影响他脏。这也是中医整体观的表现之一。

整体观念是中医学的一大特色。《内经》体现的整体观念十分广泛，包括人本身是一个整体，人与自然、社会是一个整体，人体的形与神是一个整体等。《内经》认为，人体在内的脏腑与在外的毛发、爪甲、肢节等都是相互联系的。所以，脏腑有问题，一定会表现在体表，"有诸内必形诸外"，这就是中医"察外以揣内"，运用望、闻、问、切，在不打开人体的前提下能够进行诊断的机制所在。

讲求"形"与"神"的统一是中医学的又一特色。生命包括形、神两大部分，"形"指形体，"神"指精神活动。《内经》强调形神并重，以神为生命的主导，只有形神保持合一，才是正常的生命状态。医者在诊断时要察面色、脉象的有神无神，养生时强调凝神守一，都体现了中医学对"形与神俱"的重视。

《内经》多处提到，人生活于天地之间，是自然界的一部分，强调要"天人合一"，人要顺应天地的变化。人不仅是个体的人，还是自然界的人、社会的人。所以，一方面，我们要顺应自然界春生、夏长、秋收、冬藏等规律，注意饮食起居，以及精神方面的修养；另一方面，我们要适应社会的变化，融入社会、顺应社会。养生如此，诊断、治疗疾病时也要充分考虑自然和社会的因素。

《内经》认为，脏腑是人体最为核心的器官。五脏包括肝、心、脾、肺、肾，能够化生和贮藏精气，同时主导人的神志活动；六腑包括胃、胆、大肠、小肠、三焦、膀胱，主持饮食物的消化、吸收与排泄。所以，人体的呼吸、运动、消化、生殖等各种功能均与五脏六腑密切相关。同时，《内经》还完善了经络理论。经络是运行全身气血，联络脏腑、肢节、筋肉、皮肤，沟通人体上下内外的通道，《灵枢》称其能够"决死生，处百病，调虚实"，对十二经脉、奇经八脉的循行、主病都有详细论述。这些都是中医学最基本、最重要的理论。

千百年来，《内经》构建的中医理论框架没有变，一直指导着中医的临床实践。而在具体应用中，中医学却又与时俱进，不断丰富、发展与完善。

医经问难：《难经》

《难经》是《黄帝八十一难经》的简称。一般认为该书是战国时秦越人（扁鹊）所作。实际上，这也是一部托名之作，确切的作者仍待考证。

《难经》是继《内经》之后的又一部重要的中医典籍，编撰时间大约在西汉时期，成书于东汉以前。这部书以问答解释疑难的形式，共讨论了81个中医学中的重要问题，所以又被称为《八十一难》。"难"是问难的意思。

比如第一难是这样说的：

问：人体的十二条经脉，在体表都可以摸到动脉搏动，诊断时却仅取寸口，以此测知五脏六腑的状况，预知死生吉凶的变化，是什么道理？

答：寸口，是经脉汇聚之处，是手太阴肺经在体表的搏动之处。人在不停地呼吸，每完成一次呼吸，血脉行六寸。一日一夜之间人呼吸一万三千五百息，血脉周行身体五十次，最终又回到手太阴肺经。寸口既是五脏六腑的"终"，又是五脏六腑的"始"，血脉由此周流不息，所以诊脉取寸口即可以知全身。

第一难的"诊脉独取寸口"是《难经》首次提出的重要观点之一。在此之前，《内经》有多种诊脉法，其中最主要的是"三部九候'，头、手、足为三部，再于三部下继续分天、地、人三候，三三为九，合起来一共要诊九个部位，细致却也烦琐。自《难经》提出"独取寸口"，魏晋王叔和的《脉经》进一步完善了这一理论，寸口诊法成为主流诊脉法，后世直到今天仍在沿用。

《难经》全书就是以这种问、答的体例，讨论了脉学、经络、脏腑、疾病、腧穴、针法等方面的问题。这种体例，可能与早期口耳相传的知识传承方式有关。前面提到的《内经》中黄帝与臣子的问答也是此意。

在阐述脏腑生理功能时，《难经》首次提出命门学说，认为人的两肾，左侧为肾，右侧为命门，并强调命门在人体生理活动中的重要作用。命门是精神藏守之所，是男子藏精、女子孕育的基础，直接影响人的生长发育、生殖、衰老。

在经络部分，《难经》首次提出"奇经八脉"的概念。奇经八脉是十二经脉以外的重要经脉，包括任脉、督脉、冲脉、带脉、阴维脉、阳维脉、阴跷脉、阳跷脉，是经络系统的重要组成部分。

在针刺方法上，《难经》着重介绍了针刺补泻法，其中的四时补泻法，就是按照春生、夏长、秋收、冬藏的规律，依据五行理论，配合五脏和五输穴，依时对应而运用刺法，以治疗五脏疾患，是在《内经》基础上的进一步发展。

宋代大文学家苏轼曾高度评价《难经》："医之有《难经》，句句皆理，字字皆法，后世达者，神而明之，如盘走珠，如珠走盘，无不可者。"《难经》既有对《内经》精义的发挥，剖析疑义，垂示后学，也有对中医理论的开创性贡献，可谓补《内经》之所未发，扩前圣而启后贤，对后世中医学理论的发展产生了深远的影响。

药有性味：《神农本草经》

本草，是中医关于药物的理论和知识，也用以称谓药物著作。

《神农本草经》是我国现存最早的药物学专著。同《黄帝内经》《黄帝八十一难经》一样，该书并不是"神农"所作，大约是因为"神农尝百草"的传说，在崇古之风的影响下托名为"神农"。《神农本草经》不是一时一人之作，而是在相当长的一段时间，很多人智慧的结晶。

《神农本草经》收载了365种药物，这个数目正合于一年365天，是古人天人相应思想的体现。该书将药物分成三类，即上品、中品、下品，被称为"三品分类"，是现在所知最早的药物分类法。

上品药大多无毒，是以补养为主的药物，其中有些药能够"轻身""延年""神仙"，具有养生益寿之功。中品药有的有毒，有的无毒，大多是补养与祛邪治病兼顾。下品药大多有毒，以攻邪治病为主，作用峻烈，不宜长期服用。这种分类方法，也体现了早期人们认识药物时，最关注的是药物的有毒、无毒。

《神农本草经》提出了药物的四气五味，药物配伍的七情和合、君臣佐使等概念。每味药都有气与味。气分寒、热、温、凉四种，明确了药物的"气"，就可以根据病性的寒热针对性用药。味分酸、苦、甘、辛、咸五种，各有特性。比如酸性的药多具有收敛的特性，苦味多能泻下，甘味多能补益，辛味长于发散，咸味主于润下。"气"与"味"构成了一味药的基本属性，与西药讲究成分有明显不同。

临床治疗很少有用单味药的，这就要考虑药物之间的组合配伍关系。《神农本草经》把它分为单行、相须、相使、相畏、相恶、相反、相杀七种类型，称作"七情"。单行是单味药使用，其他"六情"都是指两味药同用发生的变化：相须与相使是指两味药同用可以增强功效；相恶指会降低功效；相畏、相杀指可以降低或消除不良反应；相反是会发生剧烈的毒性反应。显然，一般医者临证时应多用相须、相使、相畏、相杀，慎用相恶和相反。

处"方"，是中医治疗疾病最常用，也是最灵活的方式。方并不是药的简单堆砌，而要依据一定的原则，君臣佐使就是最基本的组方原则。《神农本草经》将方子中最重要的，起关键、主导作用的药称为"君药"，再配以臣、佐、使药，如用兵打仗一样，调度得当、配伍适宜，才能发挥最大效力。

《神农本草经》对365种药，每味药都列举了名称、性、味、功效、主治、产地等。以大家都熟悉的人参为例,《神农本草经》是这样说的:"人参,味甘,微寒。主补五脏,安精神,定魂魄,止惊悸,除邪气,明目,开心,益智。久服轻身、延年。一名人衔,一名鬼盖,生山谷。"人参的主要作用是补益五脏,安定精神,所以被列为上品药。其他像麻黄平喘、黄连止痢、半夏止呕、黄芩清热、大黄通便等,直到今天依然如此应用。

《神农本草经》全面总结了东汉以前的药学成就,集汉以前本草学之大成,也标志着中药学理论体系的初步构建形成。魏晋以后历代本草著作多将其作为蓝本,并且大多在该书基础上创新、发展。

方以对证:《伤寒杂病论》

在中医的四大经典中,张仲景的《伤寒杂病论》最为晚出,是唯一一部作者明确的著作。

张仲景,名张机,仲景是其字,是南阳郡涅阳(今河南省邓州市)人。他自幼聪慧好学,尤其喜好医术,曾经拜同郡张伯祖为师,经过刻苦钻研,对医学的领悟和医术都远超其师。有一种说法认为他曾做过长沙太守,所以后世多称他"张长沙"。实际上,张仲景是否做过长沙太守与他的生卒年至今在学术界仍有争议。

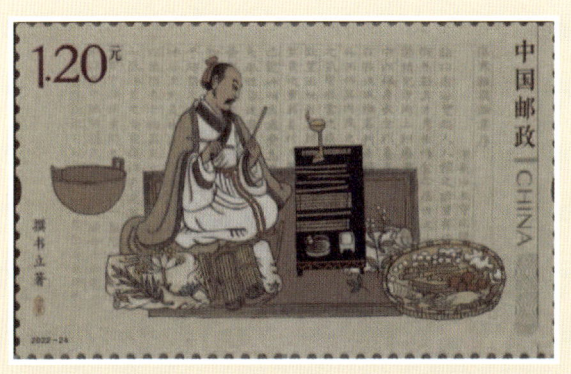

张仲景纪念邮票

张仲景生活于东汉末年,社会动荡,灾疫频发。张仲景自己说,他的家族原有二百多人,在十年间因为瘟疫,死亡者达到三分之二,其中十分之七死于伤寒病。然而,当时医药并不被重视。世人大都"孜孜汲汲,唯名利是务",只顾追求名利,而忽视了对身体的养护,直到疾病突然发生,才惊慌失措。医生大多不精心研究医理、提高自己的技艺,而是墨守成规,死守着家传的经验,诊病也多失于草率，医术不精，医德不诚，自然误人性命。

在这种背景下，张仲景在"感往昔之沦丧，伤横夭之莫救"的悲愤中，"勤求古训，博采众方"，通过读《素问》《九卷》《难经》《阴阳大论》《胎胪药录》等经典医籍，结合自己的临证经验，撰成举世闻名的《伤寒杂病论》十六卷。

目前所见《伤寒杂病论》包括《伤寒论》和《金匮要略》两部分内容。

《伤寒论》的核心是以六经论治伤寒。"伤寒"在古代是一个广义的概念，泛指以发热为主要表现的各种外感病和疫病。张仲景在《内经》的基础上，把外感病的发展过程归纳为六个阶段，即太阳病、阳明病、少阳病、太阴病、少阴病、厥阴病，并以此作为辨证论治的纲领。也就是说，对于伤寒病，医者要先辨病在六经中的哪一经，再确立相应的治法方药。

《金匮要略》重点是以脏腑辨证论治杂病，内容包括肺痈、肠痈、黄疸、痢疾、疟疾、中风、历节、肺痿等四十多种疾病的辨证和治疗。对于杂病，张仲景倡导先辨病在哪一脏腑。与《伤寒论》的六经辨证虽然方式不同，主导精神却是一致的。

《伤寒杂病论》对方剂学也有极其突出的贡献。《伤寒论》载方113首，《金匮要略》载方262首，除去重复，两书实际收载方剂269首，使用药物214味，在方剂的君、臣、佐、使及加减变化方面有着严格的原则与要求。在因证立方、以法系方及遣方用药等方面，都形成了较系统的方剂学理论知识。因所载之方法度严谨、药味精简、层次分明、疗效卓著，受到后人重视。大家所熟知的小柴胡颗粒、小青龙颗粒、葛根汤颗粒、桂附八味丸等今天常用的中成药，都出自张仲景之手。《伤寒杂病论》因此被誉为"方书之祖""群方之祖"，张仲景的方子也被誉为"经方"，被历代医家所推崇。

《伤寒杂病论》是中国医学发展史上影响最大的著作之一。它成书以后，一直指导着后世医家的临床实践，张仲景也被尊称为"医圣"。直到今天，《伤寒杂病论》仍是习医者的必读、必诵之书。

03

临床拓展

从汉至五代,中华大地经历了三国、西晋、东晋、南北朝、隋、唐几个重要朝代。这一时期,多次出现战事连绵、分裂动乱的状态。由于社会动荡,带来了人员的迁徙流动,引发了思想文化的碰撞与交融。以陶弘景为代表的道教哲学的发展、以杨泉和皇甫谧为代表的以元气为核心思想的生命观,都影响了中医学对于生命、身体的认识,为生命观的理解注入了新的元素;儒家的"仁爱"、道家的法于自然、佛家的身心观,均对中医学产生了重要影响,丰富了中医学理论体系,体现出中医海纳百川的包容性。

中医学呈现出以临床为核心全面发展的局面。诊断方面以脉学的成就最为突出；本草方面，认识药物的数量增多，药物知识更加丰富，分类日趋细致，在经验积累的基础上，走上分析研究的阶段；方剂方面，出现了大量个人编纂的方书，多以注重实用为侧重点而略于理论探讨，家传方的编纂与经验方的汇辑风行一时；内科、外科、妇科、五官科、针灸学、养生等各方面都取得了一定的成就；医事制度在承袭汉制的基础上，内容设置更为细致完善，且形成等级制度；南北朝时期官方医学教育兴起，对唐宋官方教育的完善产生了重要影响。

该时期，临床方面出现了不少医学史上的"最早""第一"，为后世临床各科的发展提供了规范和准则，这些也是本章叙述的重点。

东汉华佗是一位精通各科的临床家，发明了麻沸散和五禽戏，是人们心目中公认的"神医"（见《家喻户晓的"神医"华佗》）；魏晋王叔和的《脉经》是现存最早的脉学专著，也是医学史上影响最大的脉诊著作（见《三指探疾凭〈脉经〉》）；皇甫谧撰《针灸甲乙经》，对早期经络腧穴理论进行整理、分类,是最早的针灸学专著,成为后世的针灸规范(见《针灸规范〈甲乙经〉》);西晋葛洪的《肘后备急方》是最早的急症治疗专书,所载诸方简、便、廉、验,切于实用,屠呦呦青蒿素的研究思路即源于此书(见《急救要方藏〈肘后〉》);《晋书》记载了东晋时期的唇裂修补术,是现今所知对唇裂的最早手术治疗,从一个侧面反映了这一时期的外科手术水平(见《唇裂修补术》);外科专著《刘涓子鬼遗方》、骨科专著《仙授理伤续断秘方》、妇科专著《经效产宝》、儿科专著《颅囟经》,都是现存最早的各科专著,其中体现的整体观与辨证观对后世影响至深(见《外科〈鬼遗〉,骨科〈仙授〉》《妇科〈产宝〉,儿科〈颅囟〉》);隋政府令巢元方等编纂了《诸病源候论》,是最早的病因证候学专著,开病源研究之先河(见《诸病病源专论》);唐代医家孙思邈集唐以前医学之大成,撰有综合性医著《备急千金要方》与《千金翼方》,在针灸、食疗、妇科、儿科等方面都有突出贡献,被后世尊称为"药王"。他还首次对医生的业务修养和医德修养提出了明确要求,《大医精诚》篇一直被奉为中医界的医德规范(见《"药王"孙思邈》)。

家喻户晓的"神医"华佗

华佗,又名旉,字元化,东汉沛国谯(今安徽省亳州市谯城区)人,是东汉时期著名的医学家。

华佗称得上"神医"。史书中记载了不少他治病的故事,其中最为人津津乐道的莫过于他的外科手术。当病变结积在体内,针、药不能疗治时,华佗会用手术的办法来解决。他先给病人用酒送服麻沸散,病人服后很快失去知觉,这时华佗剖开病人腹部,祛除积聚、秽浊,然后缝合,用药膏外敷,四五天的时间创口愈合,再过一个月病人就平复如常了。

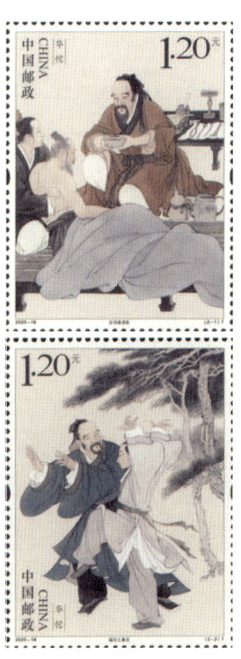

华佗纪念邮票

曾有一个士大夫身体不适,华佗诊后说:"您病得很深,只有开腹手术才能治疗。但是,您的寿命只还有十年,这个病不会危及生命,忍耐十年的光景,您的寿命就差不多了,不必特地开腹治疗了。"士大夫不耐病痛,央求华佗一定为他消除病根。于是,华佗给他饮下麻沸散,做了开腹手术,困扰他的病痛豁然而消。十年后,病人死去。

华佗的腹腔手术和预知生死的能力,都让人忍不住赞叹一句——"神医"!

早在2 000年前,能够运用麻沸散在全身麻醉下为病人进行腹腔手术,是非常了不起的,华佗也因此被后世誉为"外科鼻祖"。

实际上,华佗精通内、外、妇、儿各科,临床治疗也有方药、针、灸、导引、手术等多种方法。据《三国志·华佗传》记载,华佗精于方药,胸有成竹,治疗疾病时处方不过寥寥数味药,不用称量,直接抓药煎煮后给病人饮下,告知服药禁忌和注意事项。很快,病人就痊愈了。如果用灸法,不过是灸一两处,病痛便应手而愈。若用针刺的方法,下针时会嘱咐病人当针感到达某处时告知他,针感一至,立即拔针,也不过是针一两处,疾病便豁然而解。

华佗还擅长养生,据说他活到近百岁时,身体依然健朗，容貌看上去仍像是壮年模样。他教导弟子吴普说："人一定要运动，但要掌握度，不要过于疲惫。适度的运动能够使饮食水谷得以消化，血脉得以流通，所以不会生病，这就是'户枢不蠹'的道理。"他教给吴普一套养生术，是模仿虎、鹿、熊、猿、鸟五种动物的动作，叫五禽戏。坚持练习，有延寿之功。他还说，当疾病初起，刚刚感觉不舒服时，可以练一套五禽戏，之后全身会微微出汗，身体就会感觉轻便许多。吴普按照老师的传授认真修习，活到九十岁，还耳聪目明、牙齿完固。

华佗写有多种著作，但均亡而不存。据《后汉书》记载，华佗被曹操加害时，曾拿出一卷书给狱卒，说："此可以活人。"胆小的狱卒不敢收留，华佗也不为难他，"索火烧之"。今所见《中藏经》《华佗方》《华佗神医秘传》等，当为后世托名之作。

华佗在民间的名气很大，知名度甚至超出了扁鹊、张仲景、孙思邈、李时珍等医学大家。直到今天，我们还经常用"华佗再世""元化重生"来赞誉医生高明的医术。

三指探疾凭《脉经》

脉诊,又叫切脉、诊脉、试脉等,是中医诊病非常重要且最具特色的方法。在很多人眼中,脉诊也是望闻问切四诊中最为神奇的诊断方法。

中医、西医都有诊脉法,但二者大不相同。

西医认为,血液经由心脏的左心室收缩而挤压流入主动脉,随即传递到全身动脉,正常人的脉搏和心搏是一致的。因此,测量脉搏可以得知心搏的快慢和节律。中医则认为寸口在经脉上属手太阴肺经,全身的血液都经过百脉会聚于肺,经过肺的呼吸吐故纳新,将富有清气的血液输送到全身。肺为气之主,肺经又起于中焦,乃气血发源之处,切脉以体察全身气血的盛衰、脏腑的虚实,并非简单的频率与节律问题。

在我国,脉诊起源很早,到了汉代已发展得比较完善,但因缺乏系统总结,丰富的脉学资料显得繁杂而零乱。比如,《素问》提到弦脉,说春天正常人的脉会微见弦象;《伤寒论》阳明病中有一条以脉象测预后，说"脉弦者生"。到底弦脉是什么样子的？诊到了弦脉又说明什么问题？书中并没有清晰明了的阐发。

魏晋时期的王叔和对脉象进行了总结和规范，做了一件承前启后的事。

王叔和，名熙，高平（今山东省济宁市微山县）人，生于汉末晋初。因其曾任魏国的太医令，故后人常连同官职称他"太医令王叔和"。王叔和发现，脉学理论十分精深微妙，弦、紧、浮、芤等脉象在指下的感觉难以形容，在临床上也难以辨别。脉学的道理心里虽然明白，但一落到指下就很难分别，这就是"心中易了，指下难明"。而诊病时如果把脉象辨别错误，治疗便不会奏效，甚至会发生危险。所以，王叔和决定对脉学进行整理和总结。

经过反复研究，王叔和编撰了《脉经》，主要解决了以下问题。

怎么诊脉？王叔和告诉我们，在手腕的拇指侧有一块高骨（桡骨茎突），诊者把中指放在高骨内侧动脉搏动的地方，就是"关"部，这叫"高骨定关"。"关"定下了，食指（向指端）的位置是"寸"，无名指（向肘）的位置是"尺"。他指出左手的寸、关、尺对应着心、肝、肾，右手对应着肺、脾、肾（命门）。这样就把脉象与脏腑明确地联系在一起了。这种诊脉方法一直沿用至今。

什么时间诊脉？王叔和采用了《黄帝内经》"诊脉常以平旦"的说法，也就是早晨刚刚醒来又没有起床的时候，这时阴气未动、阳气未散，诊脉最为准确。今天，我们要求在病人平静状态下诊脉，也是这个道理。

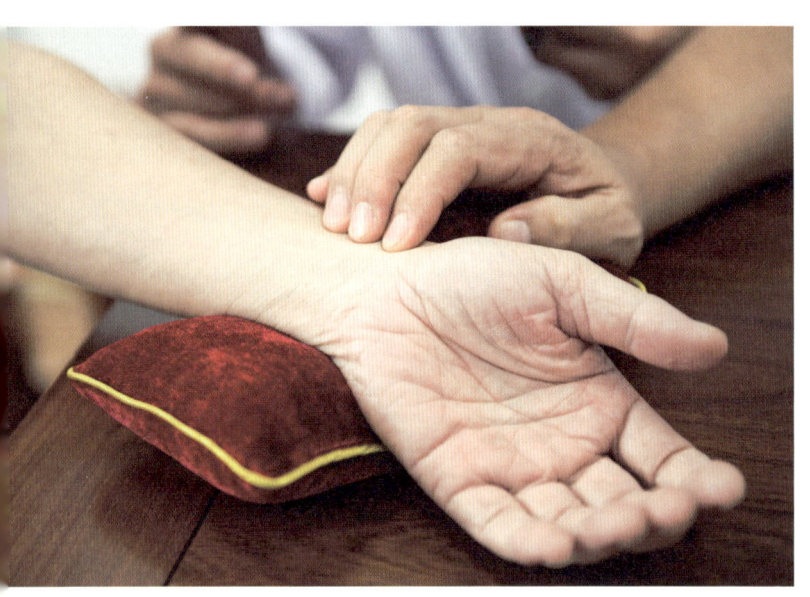

脉诊图

有哪些脉？王叔和把脉象归纳为24种，即浮、芤、洪、滑、数、促、弦、紧、沉、伏、革、实、微、涩、细、软、弱、虚、散、缓、迟、结、代、动。他描绘了每种脉象的指下感觉，如"弦脉，举之无有，按之如弓弦状"，十分形象。

不同的脉象说明什么问题？王叔和阐发了各种脉象的临床意义。他说，诊得迟脉往往是寒证的表现，涩脉是血少之象，缓脉代表着虚证，洪脉标示着热证等。

王叔和精于脉诊，在应用上却不过分强调脉诊，而是四诊合参。比如他说，如果诊得关脉微弱，又见到胃中寒冷、心下拘急的病症，那么应当服用附子汤、生姜汤以温中散寒。这就把脉、症、治结合了起来。

王叔和的《脉经》是我国现存最早的脉学专著，也是医学史上影响最大的脉学奠基之作，后世医家大都将此奉为脉诊的规范。

还要一提的是，除了编撰《脉经》，王叔和对《伤寒杂病论》的整理和传播也有重大贡献。张仲景的书著于东汉末年，写成不久，就因战乱而散失不全，是王叔和对其进行了第一次的收集、整理和编次。可以说，如果没有王叔和，后世很有可能就看不到《伤寒杂病论》这部伟大的著作了。

毋庸置疑，王叔和在医学史上的贡献是划时代的。

针灸规范《甲乙经》

魏晋时期，中国出现了一位对针灸学有突出贡献的大学者——皇甫谧。

皇甫谧（215—282），名静，字士安，晚号玄晏先生，安定朝那（今甘肃省灵台县，一说宁夏回族自治区固原县）人。皇甫谧出身名门望族，到了父亲皇甫叔侯时，家境已经衰败。他自幼被过继给叔父，随叔父叔母生活。皇甫谧少时顽劣，游荡无度，直到二十岁时，才终被叔母任氏的教导所打动，发奋读书。

长大后的皇甫谧非常勤奋，夜以继日，废寝忘食，即便是农忙之时，他都随身带着经书，趁劳动休息的间隙读书，对书到了痴迷的程度，时人称他

"书淫"。就这样,皇甫谧终于成为天下知名的大学者。

皇甫谧是位大学问家,在多个领域都有突出贡献。他留下的著作达数十种,广涉史学、文学、医学、地理、术数、历法等各方面。著作之丰,居晋代之首。当代中医学者温长路评价说:"在中国古代众多的医家中,皇甫谧恐怕是最为特立独行的一位。作为那个时代最优秀的哲人、史学家、文学家和医学家,他是一位典型的学贯天人的综合型学者,无论是价值之学的人文领域,还是规律之学的医学领域,他都能做到游刃有余。"

在医学方面,皇甫谧最突出的贡献就是撰写了《针灸甲乙经》。

《针灸甲乙经》全称《黄帝三部针灸甲乙经》,是皇甫谧将《素问》《针经》《明堂孔穴针灸治要》这三部医学典籍进行整理研究,择其精要,删除重复,重新编排,撰写而成。原书10卷,以甲、乙、丙、丁、戊、己、庚、辛、壬、癸十天干排列篇卷次序,所以取名为"甲乙经"。到了南北朝时期,有人将其改为12卷,分128篇,内容包括脏腑、经络、腧穴、病机、诊断、治疗、禁忌等方面。

这是我国现存最早的针灸学专著，也是针灸学的奠基之作。

在皇甫谧之前，针灸学已积累了丰富的经验。但对于穴位的名称、部位、取穴方法尚不统一，存在着很多不同的说法。皇甫谧在前代医书的基础上，规范了穴位与针刺方法。他确切地记述了《明堂孔穴针灸治要》的腧穴349个，其中双穴（左右对称的穴位）300个，单穴49个，合计649个。比《黄帝内经》增加了189个穴位。每个穴位都详细描述了部位、取穴方法和针灸禁忌。比如听会穴，取穴时令病人张口，在耳前的凹陷处、摸上去有动脉搏动的地方就是听会。这个穴位是少阳脉气所发之处，如果针刺，可刺四分；用灸法，可灸三壮。

对于众多的穴位，皇甫谧首次提出了分部划线来排列穴位的方法。他把人体腧穴，按头、面、项、肩、胸、背、腹、四肢等分部，并划分出35条线路，将穴位排列在线路上。临床取穴时就可以先找到"部"，再找到"线"，继而在线上找到"穴"。这种取穴方法，对后世产生了很大影响。

皇甫谧对针灸的禁忌十分讲究,他明确提出有些穴位禁刺,有些禁灸,有些针刺不可久留针。比如云门穴不可深刺,为什么呢?因为云门穴位于胸部,锁骨下窝的凹陷处,如果向内深刺,会伤及肺脏,造成气胸。《针灸甲乙经》一共提出了禁针穴3个,不宜深刺穴4个,禁灸穴31个。

皇甫谧总结了临床针灸的治疗经验,讨论了内、外、妇、儿各科疾病的病因、病机、证候及腧穴、主治。他按病论穴,针对临床的200余种疾病证候,提出腧穴的具体治疗方法500余条。比如咳嗽,他就提出咳嗽伴有胸部胀满的,取前谷穴;伴有面红、面热的,取支沟穴;伴有喉中喘鸣音、咳唾带血的,取大钟穴。这在临床上颇为实用。

《针灸甲乙经》对后世影响很大,它为后世针灸学的发展,提出并建立了规范。孙思邈曾说,要想成为一位大医,必须广涉医书,其中就列举了《针灸甲乙经》;唐太医署把它作为医学生的针灸教材;宋、元、明、清的重要针灸著作,无不参考和引用《针灸甲乙经》。

急救要方藏《肘后》

2015年10月,屠呦呦因研制出青蒿素,有效降低了疟疾患者的病死率,而获得了诺贝尔生理学或医学奖。同年12月7日,在瑞典卡罗林斯卡学院,屠呦呦发表了题为《青蒿素——中医药给世界的一份礼物》的演讲。她说,她的研究思路源于一部古籍——葛洪的《肘后备急方》。

葛洪(约283—343),字稚川,自号抱朴子,西晋丹阳句容(今江苏省句容市)人。葛洪出身于官宦之家,后来家道中落。他十三岁丧父,生活贫苦,但勤奋好学,白天砍柴,晚上通宵达旦地读书,渐渐以儒学远近闻名。葛洪爱好广泛,尤其喜好神仙导养之法。他的叔祖葛玄以炼丹闻名,有个亲传弟子叫郑隐。葛洪先跟随郑隐学习炼丹术,后又拜南海太守鲍玄为师。鲍玄对葛洪十分器重,不仅倾囊而教,还将擅长灸法的女儿鲍姑许给葛洪为妻。

葛洪一生的主要活动是从事炼丹和医学。他既是一位儒道合一的道教理论家,又是一位从事炼丹和医疗活动的医学家。

葛洪广集医方，先著成一部大型医书《金匮要方》。这部书部头颇大，有 100 卷之多。书成后，葛洪发现《金匮要方》虽然内容丰富，但卷帙太多，不容易携带，遇到紧急病证也难以查检。因此，他将其中关于常见病、急症的部分，摘取简易有效的药方，编成《肘后备急方》（又名《肘后救卒方》）3 卷。"肘后"就是指可以随身携带，便于随时翻阅，性质有点类似我们今天被称作"袖珍书""口袋书"的便携式临床医疗手册。

《肘后备急方》记载了常见急症 20 多种，以及一些急救措施。如用甘草、大豆、生姜汁解药物、食物中毒，常山、青蒿治疗疟疾，黄连治疗痢疾，竹片夹裹固定骨折等，都简单易行，切于实用。它将开放性的伤口称为"疮"，记载了多种外伤止血法，另外还有人工呼吸法、洗胃术、救溺倒水法、腹穿放水法、导尿术、灌肠术等，代表了当时的急症治疗水平。

葛洪擅长应用灸法治疗急症。如中风篇共有治法 23 条，其中有 9 条涉及灸法。葛洪强调"随病灸之",同是中风,又因症状的不同而有所差异。他指出,出现"眼上睛垂"的,灸目两眦后三壮;出现"不识人"的,灸季胁、头各七壮;出现"不能语"的,灸第二椎或第五椎上五十壮等。对于口眼㖞斜,葛洪主张病在左灸右嘴角,病在右灸左嘴角,这种"左病治右、右病治左"的理念是在《黄帝内经》缪刺法的基础上发展而来的。他还首次记载了"隔物灸",把蒜、盐、瓦片等置于需要灸的部位,以增强疗效。现在脐疗多以药物或处方打成粉末状,填入脐部,再施灸治,亦由此而来。

《肘后备急方》专为急症所编,所以力求"简""便""廉""验",治疗简单、工具简易、方药简明,便于立即展开救治。像著名的青蒿治疟,就是取鲜青蒿一大把,用水二升浸渍,然后绞汁服,简单易行,效果显著。屠呦呦在研制青蒿素的过程中便受此启发,并采取低温萃取的提取方法,因而获得成功。

葛洪的《肘后备急方》距今已近2 000年,但他治疗急症的思路与方法,对现代临床依然有很多借鉴。

唇裂修补术

唇裂，又称兔唇、唇缺，是一种先天性的面部畸形，表现为上唇不同程度的裂开，除影响美观外，还可影响进食并引发耳病。目前，多数唇裂可通过手术矫正，严重者要经过几次手术。

东晋的魏咏之（？—405）是史书记载的第一例被成功实施唇裂修复术的患者，距今已有1 600多年。

据《晋书·魏咏之传》记载，魏咏之，字长道，任城（今山东省济宁市）人。魏氏生来唇裂，这样的相貌令他困扰不已。十八岁时，他听说荆州刺史殷仲堪手下有位医生能手术修复，于是下决心去求治。但因家贫，拿不出远行的路费，令他非常苦恼。有一天，他对家里人说："我长得这么丑，活着还有什么意思啊！"家里人知其内心之苦，便给他备了些米粮。魏咏之千里迢迢去了荆州，投奔殷仲堪。

殷仲堪不仅做官，而且研习医术，著有《殷荆州方》一卷。面对魏咏之，被他求医的决心打动，于是不计酬劳，免费为其提供住所，让医生好好给他治疗。

医生说："我可以用手术的方法给你修补唇裂，但有个条件，就是手术后一百天内只能喝稀粥，而且不能说笑，你能做到吗？"魏咏之说："即使半辈子不能说话，我也要治，因为还有半辈子能说话，何况才一百天呢！"魏咏之非常有毅力，手术后严格遵守医嘱，闭口不语，每天只喝稀饭。后来伤口愈合，他满意而归。

回家后，容貌修复的魏咏之发奋读书，步入仕途，初为州主簿，后因辅佐刘裕征伐桓玄有功，逐步升迁，并曾担任荆州刺史之职，与殷仲堪担任的官职一样，成为史上的一段佳话。

可惜的是，史书上对手术的操作未有记录，甚至连那位医生的姓名也没有记载。但可以推断，这位医生修补唇裂声名远播，已经成功施行过很多次该手术。而且从疗效来看，他的唇裂修补技术已经达到了很高的水平。

可喜的是，唇裂修复技术并未失传，后世多有相关记载。如晚唐有一位诗人名叫方干，因有唇裂，虽有才华但不能被科举录取。后来他遇到了精通此术的医生，为其修补唇裂成功。但因年事已高，未能求仕，人们都称他为"补唇先生"。又如明代的太医洪涛曾为人补唇裂，效果看上去和正常人没什么两样，也被尊称为"补唇先生"。两位"补唇先生"，含义却是不同。

后世医书中，对唇裂修复有较为详细的记载。较有代表性的如清代外科名家顾世澄的《疡医大全》中，对于唇裂手术的过程有具体的记载与描述，操作流程大致是：先将麻药涂在缺唇上，用锋利的刀割唇缺处的皮肤，随即用细针和线进行缝合，之后涂以药物，等到肌生肉满，抽去丝线。手术后的注意事项与当年魏咏之的大体一致：数日内不能大笑、哭泣、打喷嚏，避免冒风，饮食只能吃稀粥等流食。

唇裂是一种遗传性疾病，古人虽然对其机制没有认识，但修复治疗却在世界医学史上遥遥领先。

外科《鬼遗》，骨科《仙授》

早期，外科与骨伤科不分，统称"疡科"。晋唐时期，二者才开始分列。晋代，中国出现了现存最早的外科著作《刘涓子鬼遗方》；唐代，中国出现了现存最早的骨伤科著作《仙授理伤续断秘方》。

正如书名，外科的"鬼遗"、骨科的"仙授"，都带有浓厚的神话色彩。

先说《刘涓子鬼遗方》。该书在序言中说，刘涓子随军出征时，有一天傍晚在丹阳郊外骑射，偶然射伤了一个奇怪的庞然大物。第二天，他率人沿着血迹追寻，发现三人，受伤躺卧的叫"黄父鬼"，另二人，一人翻书，一人捣药。见到刘涓子，三人一下子消失不见了，留下了一罐药、一部书，书名《痈疽方》。刘涓子用遗留下来的药和方子治疗外伤，其效如神，南朝龚齐宣整理后定名为《刘涓子鬼遗方》。

再说《仙授理伤续断秘方》。唐武宗为了增强国力，曾下诏拆除寺庙道观，命僧道尼还俗从事生产。相传有一位姓蔺的道人因此来到江西农村，过起隐居生活。一天，他邻居的儿子颈椎、肱骨多处骨折，性命垂危，蔺道人出手相救，由此声名大震。然而，此后不久，蔺道人就留下了一部《理伤续断方》，悄然离开。人们认为他是仙人下凡，把书稿更名为《仙授理伤续断秘方》。

这两部书都是医学史上的"第一"。

《刘涓子鬼遗方》是现存最早的外科学专著，主要论述了痈疽、金疮、疥癣、疮疖、瘰疬及其他皮肤病的病因、病机、诊断、治疗，收载方子140多首。特别是书中对痈疽的辨治，达到了很高的水平。该书主张对痈疽分期治疗，在痈疽早期，热毒炽盛，以红肿热痛为特点，这时宜用清热消散的办法；到了痈疽后期，溃脓较多，患者会出现气血亏虚的症状，这时宜用补益类方药。后世外科治疗痈疡的消、托、补三法即由此而来。

《仙授理伤续断秘方》是现存最早的骨伤科专著，主要论述骨折、脱臼、伤筋、内伤的治疗，载方40多首。它概括性地提出了骨折、脱臼的治疗步骤：一，煎水洗；二，相度损处；三，拔伸；

四，用力收入骨；五，捺正；六，用黑龙散通；七，用风流散填疮；八，夹缚；九，服药；十，再洗；十一，再用黑龙散通；十二，或再用风流散填疮口；十三，再夹缚；十四，仍用前服药治之。这十四步从清创，到牵引复位，到后期的换药，清晰道来，成为后世骨伤科的治疗范式。它还提出了骨折的治疗要"动静结合"，一方面要保持"静"，以待骨折愈合；另一方面，又要适当活动，以恢复功能。这一理念，直到今天依然是骨伤治疗的重要原则。

外科和骨伤科的疾病，很容易让人认为病变仅仅在局部，无关全身。实际上并非如此，不管是《刘涓子鬼遗方》还是《仙授理伤续断秘方》，都注重气血，强调整体观念。如《刘涓子鬼遗方》在痈疡的后期常用黄芪类方剂，以补益正气，就是整体观的体现。《仙授理伤续断秘方》更是明确指出，不管病在何处，必然会影响全身，引起气血紊乱，并导致瘀血停积。所以，外科、骨伤科虽然症状表现在局部，实则牵一发而动全身，治疗上不能仅盯着患处，而是要从整体气血出发，辨证论治。

整体观与辨证论治，是中医外科与骨伤科的特色，也是优势所在。

妇科《产宝》，儿科《颅囟》

唐代，中国出现了现存最早的妇产科专著《经效产宝》，以及现存最早的儿科专著《颅囟经》。

《经效产宝》作者昝殷，四川成都人。这部书总结了唐以前产科的经验、方药，分为上、下两卷。上卷论述安胎养胎、妊娠诸疾、难产诸疾，下卷专论产后诸疾，系统地归纳了妇女怀孕、生产、产后的常见病症与治疗方法。对于妊娠期的病变，主张养胎、保胎最为紧要。该书提出胎动不安需要安胎者，要注意辨别病在母，还是在胎。若是病变的原因在"母"，那么就要治疗"母"的疾病。比如因为孕妇剧烈咳嗽而致的胎动不安，要针对孕妇的咳嗽进行治疗，咳嗽好了，胎儿自然就安和了。而若是病变的原因在"胎"，由于胎儿发育不良所致的胎动不安，就要针对胎儿选用补肾安胎的方药。《产宝》治疗胎产病症，尤其重视调理气血、补益脾胃。这些理念，对后世妇科产生了积极影响。

《颅囟经》是唐代末期的著作,具体成书年代及撰著者均不可考。之所以命名为"颅囟",是因为小儿初生时囟门尚未完全闭合的特点。这部书共有两卷,附有方剂 41 首。它最早提出,三岁以下的小儿体质属"纯阳"。这个"纯阳",可不是指的只有阳、没有阴。阴阳相互对立又相互依存,绝对不会有真正的"纯阳"或"纯阴"。这里的"纯阳"是一个道家概念,指的是先天而生,在胎儿时期身形还未完全发育成熟时,阴阳未判时的气。后世医家探讨小儿的生理特点多从此立论。

《颅囟经》还对"变蒸"进行了阐发。变蒸是中医特有的解释婴幼儿生长发育规律的一种学说,最早见于王叔和的《脉经》。中医认为,两岁以内的小儿,生长发育最为旺盛,每隔一定的时间,形体、神志就会发生重大的变化。"变"指的是情智、精神方面的变化,"蒸"主要指血脉、形骸等身体方面的发育。《颅囟经》认为三十天为一"变",六十天为一"蒸"。每到变蒸之期,幼儿会出现发热、烦躁、啼哭、汗出、食乳减少、脉数等症状,上唇还会出现粟米样大小的突起,叫作"变蒸珠子"。

该书强调说，如果遇到这种情况，要知道是小儿发育的正常现象，症状轻微者完全不需用药，症状严重者也只可用退热饮子，而不能乱用药，以免影响了小儿正常的发育规律。《颅囟经》是我国儿科的奠基之作，被誉为"儿科鼻祖"的钱乙在撰写《小儿药证直诀》时，就参考了这部书。

诸病病源专论

隋大业年间，隋炀帝下诏编撰了一部很有特色的著作——《诸病源候论》。主持这项工作的是巢元方。

巢元方，隋唐年间人，生平、籍贯均不详，有人认为他是陕西西安人。巢元方曾于隋大业年间（605—618）任太医博士，后迁太医令。宋代传奇小说《开河记》记载了巢元方的一段故事：隋炀帝的大总管麻叔谋患了风逆病，头晕恶心，不能起坐。隋炀帝派巢元方前往诊视，巢元方诊后说："这是风邪侵入腠理所致，病变部位在胸中。"他令人取一只半年大的肥嫩羔羊，去掉内脏，填入药末，上火蒸制，让麻叔谋食用。肉还没有吃完，麻叔谋的风逆病就痊愈了。巢元方又留下了一个食疗方，将杏酪、五味子与羔羊同蒸，时常食用，以避免复发。可见，巢元方的医术是相当高明的。

大业初年（605），巢元方奉诏与吴景贤等一起编撰医书，以阐发病源、证候为要。大业六年，撰成《诸病源候论》五十卷。第1至27卷为内科疾病，第28至36卷为外科、五官科疾病，第37至44卷为妇产科疾病，第45至50卷为儿科疾病。

这部书分为67门，详述病源证候1700多条，对各科病候的记载全面而细致。证候所列虽繁，却清清楚楚，条理分明。比如，前27卷的内科病证列举了风病、虚劳、腰背病、消渴、伤寒、热病、温病、疟病、气病、咳嗽等43种病证。每种病证下分列"候"，如首篇"风病诸候"就列了中风候、风候、风口噤候、风舌强不得语候等共59条；接下来的虚劳病列了75条。每条之下详述病因与症状，层次分明，一方面便于习读，另一方面也便于应用时检索查找。

《诸病源候论》的特殊之处在于，它将阐发的重点完全落在病源与证候上，很少提及治则治法。像咳嗽中的"久咳嗽上气候"，描述说："这是因为肺气虚极，气虚无力运行，以致邪气停滞，所以积年累月难以痊愈。咳嗽日久，会出现胸背痛、面肿的症状，严重者会咳唾脓血。"对病因、病变机制与症状都有细致描述，却不涉治法方药。这种编写体例在整个医学史上也是很罕见的。

《诸病源候论》对病因的认识在很多方面有独到的见解。比如，它最早提出了"漆疮"，相当于我们今天所说的漆过敏。《诸病源候论》明确指出，漆有毒，有的人天生对漆敏感，很容易中毒。初起面部瘙痒，继而发展到胸、臂、全身，重者遍身生疮，小者如麻豆，大者如枣、杏。但是，也有人天生对漆能耐受，就算是终日烧煮，也不会受到伤害。书中明确指出疾病的发生与人的体质禀赋相关，这在古籍记载中也是最早的。其他对各科疾病的阐发多有创见，不再一一枚举。

《诸病源候论》对后世，特别是唐、宋时期影响很大。王焘在编撰《外台秘要》时，将《诸病源候论》的内容置于各篇之首，作为论理依据；宋政府的官修方书《太平圣惠方》《圣济总录》等广泛引用了《诸病源候论》的文字,官方医学教育还将其作为考试命题的依据之一。《四库全书总目提要》评价说:"《内经》之下,自张机、王叔和、葛洪数家外,此为最古,究其要旨,亦可云证治之津梁矣。"

"药王"孙思邈

"凡大医治病,必当安神定志,无欲无求,先发大慈恻隐之心,誓愿普救含灵之苦。若有疾厄来求救者,不得问其贵贱贫富,长幼妍媸,怨亲善友,华夷愚智,普同一等,皆如至亲之想……如此可为苍生大医。"

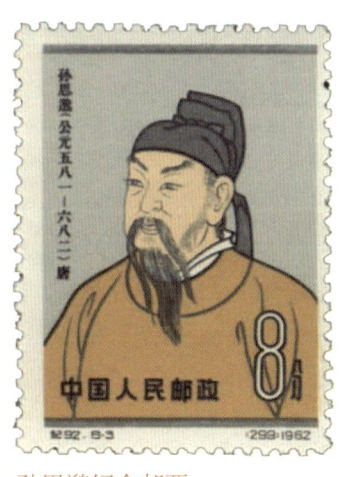

孙思邈纪念邮票

这是中医界的医德规范,是每一位中医院校的学生必学、必背,并且要深深印入心间的一段话，它来自孙思邈的《大医精诚》。

孙思邈，号真人，又号太白处士，隋唐时期京兆华原（今陕西省铜川市耀州区）人。孙思邈是一位长寿医家，最保守的说法是他活了102岁。

孙思邈自幼聪敏好学，极其勤勉，他广涉群书，在儒教、道教、佛教、历史、天文、地理等各个方面都深有造诣，是远近闻名的饱学之士。

孙思邈认为，人的生命最为贵重，比千金还要重，若能以医方医术救得宝贵的生命，那功德也远胜千金。所以，他给自己的著作命名为"千金"。652年，70岁的孙思邈著成《备急千金要方》30卷。之后，他觉得此书仍有许多不足之处，又于682年完成了《千金翼方》，取羽翼、补充《千金要方》之意。这时，孙思邈已届百岁高龄，他的勤勉、不懈实在令人叹服。

孙思邈在《千金要方》中首列"大医习业"与"大医精诚"，对医生的业务修养和医德修养提出了明确要求。

他说，要做一名"大医"，一定要博览群书，首先要精熟《素问》《针灸甲乙经》《灵枢经》《明堂》

等医学经典，掌握十二经脉、三部九候、五脏六腑、表里孔穴、本草药对等理论，熟读张仲景、王叔和、阮河南、范东阳等各家经方。除此以外，医者还要涉猎五经、三史、诸子，通晓阴阳禄命、诸家相法等。只有广泛学习，于医道方能无所滞碍。

对于医德，他有更为精辟的阐发。他说，大医治病，必须安定神志，无欲无求，怀慈悲同情之心，以救治病人为首务；对病人要一视同仁，不管贵贱贫富美丑，都要视若亲人，对病人的痛苦感同身受；不能瞻前顾后，考虑自己的安危得失，不避艰险、昼夜、寒暑、饥渴、疲劳，一心只为病人着想。他还提出了"大医之体"，即一个医生面对病人应有的举止风度：要庄重从容，堂堂正正，不卑不亢；诊察疾病要专心致志，详细了解病情，容不得一丝一毫的疏忽和马虎；思虑要周详，临危不乱；不可大声喧哗，不可自矜功伐，不可诋毁他医。

这些，对后世乃至今天的中医人都产生了极其重要的影响。

孙思邈一生在医学方面作出了重大贡献，他的著作虽以"方"命名，却远不是单纯的方书，而是包括了中医内、外、妇、儿、五官各科及解毒、急救、食治、按摩、脉学、针灸等各个方面，内容丰富而广博。他对唐以前的医方进行了归纳与总结，收载方剂 6 500 多首，其中有前代医籍、名家流传下来的方子，有孙思邈广泛搜集的民间验方、少数民族医方、国外医方，还有孙思邈亲历有效的方子。书中留下了不少传世名方，像紫雪丹、大续命汤、小续命汤、温脾汤等，一直应用至今。《避暑录话》曾评价他说"妙尽古今方书之要"，并非过誉之言。

孙思邈对药物有深入研究。特别是《千金翼方》，收载药物 800 多种，详细论述了药物的产地、采收时节、加工炮制、性味、功用、主治等。他曾周游各大名山，实地考察和采集药物，还亲自种植药材，积累了丰富经验。他十分重视道地药材，记载了当时 133 个州的 519 种道地药材。

在养生方面，这位历史上鼎鼎大名的长寿医家提出了不少重要观点。像"养生之道，常欲小劳，但莫大疲及强所不能堪耳"，指出人一定要运动，但运动要有度，"小劳"即可，不要超出自己的耐受范围，避免"挑战极限"。他强调养生要"十二少"，少思、少念、少欲、少事、少语、少笑、少愁、少乐、少喜、少怒、少好、少恶。他主张保持一颗"平常心"，不要有太过的情绪波动。

除此之外，孙思邈在针灸、食疗、妇科、儿科等方面都有十分重要的贡献。

孙思邈在医学史上具有极其重要的地位，唐太宗李世民就曾赞他"巍巍堂堂，百代之师"，后世称孙思邈为"药王"，这些都表达了对这位"大医"的景仰。

04

医儒交融

宋代是中医发展史上的重要时期,可以用两个"交融"来概括两宋医学的特点:一是医与儒的交融,二是理论与临床的交融。

北宋的政治体制发生了重要变化,发展文官制度,注重文士培养,促进了文化科技的发展。政府对医学高度重视,宋太祖、宋太宗、宋仁宗、宋徽宗等多位皇帝都喜好医学,并发布了重要的医学管理措施,对于医学的发展发挥了重要的推动作用。当代学者廖育群这样评价:"在中国医学发展史上,要说对医学关注最多的王朝,当数北宋时期。"

宋代政府在医学方面的举措很多,自开国皇帝宋太祖赵匡胤起，即下诏编修本草，先后编纂了《开宝新详定本草》与《开宝重订本草》，并亲笔作序；时隔八十年，宋仁宗编修《嘉祐补注神农本草》，又令苏颂编纂了《本草图经》；唐慎微在此基础上著成《经史证类备急本草》，代表了宋代本草的最高水平（见《从〈开宝〉到〈证类〉》。宋仁宗为规范经络腧穴，命王惟一撰《铜人腧穴针灸图经》，又铸成两具巧夺天工的铜人，史称"天圣铜人"（见《〈针灸图经〉与铜人》）；于1057年设立校正医书局，对古医籍进行搜集、整理与编次，历经十年，雕版刊行了《素问》《伤寒论》《金匮要略》《脉经》《针灸甲乙经》等11部重要医籍，这是一次对中医学术的大整理，使医学理论得以归纳、规范及传播，影响深远；宋神宗实行王安石变法时，按照"市易法"将药物的买卖权收归国有，开办了世界上最早的国家药局（见《官办药局》）。

政府的重视，医生地位的提高，加上"不为良相，当为良医"的思想影响，部分文人进入医学队伍而成为"儒医"，极大地提高了医疗队伍的文化水平和理论水平，成为推动宋代乃至后世医学发展的重要原因（见《儒医的出现》）。

理学成为两宋时期的哲学主流。理学探讨义理、性命之学，其中对太极、阴阳、理气、道器、本末、体用、动静、心性等的理解，丰富了医学理论；格物致知、明理达用等观点促进了医理的深入探究，"理法方药"的诊治体系从此确立，也标志着医学理论与临床的真正融合。北宋出现了两部著名的解剖图谱《欧希范五脏图》与《存真环中图》，是对人体内部构造的探索（见《宋代的解剖图谱》）。山东医家钱乙的《小儿药证直诀》系统阐发了小儿的生理、病理特点，对儿科的诊断与治疗有独到论述，成为后世儿科的奠基之作（见《儿科鼻祖钱乙》）。成无己作《注解伤寒论》，是现存最早对《伤寒论》的全面注解，开"以经释论"注释经典之先河；他的另一部著作《伤寒明理论》，对20首经方的组方理论进行阐发，是方理研究之始，从此开启了注重方论、方解的新时代（见《"医之亚圣"成无己》）。宋慈积一生刑狱工作经验，撰成《洗冤集录》，是我国法医史上影响最大的著作，被宋以后断案决狱者奉为金科玉律（见《法医学之父宋慈》）。

儒医的出现

北宋政治体制发生了重要变化,文官制度得到充分发展,科举制度逐步完善,取士人数较唐代大幅度增加。加之北宋诸位皇帝都十分注重医药发展,促使一部分文人在"不为良相,当为良医"的思想影响之下,进入医学队伍成为儒医。

"不为良相,当为良医"这句话,相传是范仲淹所言。《能改斋漫录》记载,范仲淹尚未为官时,曾到灵祠求祷,他求问的第一个问题是:"我以后会位列宰相吗?"得到的答复是不会。范仲淹接着说:"如果不能为相,那么愿做良医。"遗憾的是,祝祷的结果仍是不可。范仲淹大失所望,感叹说:"不能利泽生民,不是大丈夫平生之志。"

有人不解地问:"大丈夫立志为相是理所当然的,怎么会愿做医生这么卑微的职业呢?"范仲淹回答说:"做人一定要有利于生民,为官固然可以泽被百姓,但若不可得,那么能够救人利物的,就莫过于做一名良医了。"表达了他不能为官治国安邦，就为医治病救人的愿望。

范仲淹的这句话将医家治病救人与儒家"治国平天下"的追求结合起来，被后世儒者广泛引用，成为许多读书人儒而兼医，甚至弃儒从医的缘由，同时也体现了我国儒生济世安民的愿望与责任感。

宋代理学的代表人物如邵雍、张载、程颢、程颐、朱熹等皆知医通医，援医入儒。大家熟知的王安石、苏轼、沈括、文彦博、苏颂等，他们虽以政治、文学、史学、书法、天文等见长，但都通晓医学。在宋金元的著名医家中，伤寒大家许叔微、朱肱是进士出身；刘完素援易入医；朱丹溪将理学"阳常盈，阴常亏"化为医学"阳有余，阴不足"，是著名的儒医，也是将医与儒相交融的代表。

儒医的出现，在很大程度上提高了医学队伍的文化素养和知识水平。儒医因为既从儒又知医，具有一些突出的特点。

儒医崇尚仁爱。儒家将"仁"作为人生追求的最高道德规范，也由此进一步巩固了中医学的本质定位——医乃仁术，并使"仁"成为医德规范的核心。

儒医注重经典，深究医理。四书五经是儒生学习与科举考试的重点，对经典的重视早已深深植入每个儒生心底。顺理成章的，儒医注重《黄帝内经》《伤寒杂病论》等医学经典，而这些正是中医学传承发展的源泉与动力所在。

儒医还善于著书立说。他们知识渊博，善于归纳、总结，喜欢将自己对经典的理解、理论的发挥、临床的经验记录下来，流传后世。我们流传下来的医学著作，绝大多数出自儒医之手。

所以，自宋代起，儒士以"上以疗君亲之疾，下以救贫民之厄，中以保身长全"为目标，将儒与医结合起来，形成了"儒医"这一特殊的医学群体，继而成为推动宋金元乃至后世医学发展的重要原因。

从《开宝》到《证类》

在中国历史上，北宋对医药格外重视。《四库全书总目提要》说："盖有宋一代，于医学最为留意。"政府的重视，使北宋成为官修本草最发达、最兴盛的时期。

早在唐代，政府编写了史上最早的官修本草——《新修本草》。五代十国后蜀政权编撰过《蜀本草》，可惜后来亡佚了。

开宝五年（972），宋太祖赵匡胤的弟弟赵光义，也就是后来的宋太宗，当时三十三岁，他在藩邸患了重病，百般治疗无效。宋太祖十分焦虑，派太医刘翰和道士马志为他诊治，终得病愈。这件事对宋太祖触动很大，他认为天下因战乱，医道不传，应该让医学方面的有识之士编撰一部国家药典，以利于天下医生治病。

开宝六年，宋太祖令刘翰、马志等9人编撰本草。这次编撰以唐代《新修本草》为蓝本，结合了《蜀本草》和陈藏器的《本草拾遗》。书凡20卷，较《新修本草》增加了134种新药，并作了注解和勘正。书成之后，宋太祖亲自作序。因编纂于开宝年间，所以命名为《开宝新详定本草》。

开宝七年，宋太祖觉得《开宝新详定本草》还有许多瑕疵，于是再次下诏，仍命刘翰、马志等人对此书重新校订，进行了不少修改、补充，更名为《开宝重订本草》，共21卷，雕版印刷，广颁天下。

时隔八十年，嘉祐二年（1057），枢密使韩琦向宋仁宗上书，说本草学著作虽然在开宝年间经过了两次整理和编纂，但仍有所遗漏，请求再编纂新的本草著作。

实际上，随着时代的发展，人们对药物的认识逐渐丰富，认识的药物越来越多，对药物性味功效用法的探索也越来越深入。所以，世间永远不会有完美的本草著作，一直都需要不断地完善和进步。不仅本草的学问如此，其他领域也是这样。

宋仁宗接受了韩琦的上奏，任命掌禹锡、林亿、张洞、苏颂四人为校正医书官，开始了《嘉祐补注神农本草》的编纂工作，后简称《嘉祐本草》。这部书收录药物1 082种，用朱墨两种颜色书写，代表了宋代官修本草的最高水平。

嘉祐三年，为了能更加直观地展现药物形态，宋仁宗命苏颂主持编写《本草图经》，于三年后编纂完成。全书共20卷，载药780种，其中增加了民间草药103种。全书在635种药名下绘图933幅。这部书后来雕版印刷，成为我国第一部由政府组织编绘的版刻药物图谱。

非常可惜的是，这几部官修本草后来都亡佚了。

幸运的是，虽然书丢了，内容却没有丢，它们大多被后世本草著作引录，变相保存了下来。

怎么保存下来的呢？这就要说说另一部重要的本草著作——《经史证类备急本草》（简称《证类本草》）。这是一部由个人编撰完成的著作，它的作者是唐慎微。

唐慎微（约1056—1093）是蜀州晋原（今四川省崇州市）人，他在《嘉祐本草》和《本草图经》的基础上，广泛搜集了宋以前的本草文献，加上经史书籍中所收载的药物，以及民间的用药经验，力求资料丰富而详尽。元丰五年（1082），《证类本草》编撰完成。全书32卷，约60万字，载药1558种，比《嘉祐本草》增加药物476种。

这部书引用的古文献达247种之多，对资料的摘录翔实而完整，保留了许多古籍的原貌，并注明出处。这就使后人在古书大量散佚的情况下，仍然可以通过唐慎微的引用而看到这些书的内容。我们上面说到的《开宝本草》《嘉祐本草》《本草图经》的内容也多赖此书而得以保存。李时珍编纂《本草纲目》时就是以《证类本草》为蓝本，他评价该书说："使诸家本草及各药单方，垂之千古，不致沦没者，皆其功也。"

《针灸图经》与铜人

针灸离不开精准取穴，所以，明经络、明穴位是极其重要的，这是针灸操作的基础和前提。前面我们曾经介绍了西晋皇甫谧编撰的《针灸甲乙经》，这是现存最早的针灸学专著，对经络和腧穴进行了一次重要的规范。

北宋初年，除《针灸甲乙经》外，还有《黄帝明堂偃侧人形图》一类的针灸明堂图流传于世。但是，由于年代久远，其中文字表述和图形描绘，都有不少的缺漏和错误，经络、腧穴部位的标示也较为混乱。宋仁宗时期，政府对此非常重视，曾任命翰林医官王惟一来做这件事。

王惟一（约987—1067），又名王惟德，著名针灸学家。他曾任太医局翰林医官、朝散大夫、殿中省尚药奉御等职，历任宋仁宗、宋英宗两朝的医官。

天圣元年（1023），王惟一奉诏整理前人有关针灸的文献，考订经络和腧穴，以便形成针灸规范，使临床医生有所遵循。他竭心尽力，用了3年的时间，于天圣四年（1026）编撰完成了《铜人腧穴针灸图经》，简称《针灸图经》。这部书一共3卷，记录了腧穴657个，比《针灸甲乙经》增加了3个双穴、2个单穴。

宋政府将《针灸图经》颁行天下，并将文字内容和24幅图形刻在石碑上，立在汴梁大相国寺，以广流传。因为《针灸图经》有经、有图，便于临床应用，加上又是政府颁行，有一定的权威性，所以该书编撰完成后，很快成为宋代针灸学教育和临床取穴的规范。这是对宋以前针灸学成就的一次系统总结。

虽然《针灸图经》有部分经络、腧穴图谱，但宋仁宗依然认为不够直观。于是，再次诏命王惟一根据《针灸图经》来设计、铸造针灸铜人。

经过苦思冥想、反复设计，王惟一与工匠们一起，还真的做出了举世闻名的针灸铜人。

天圣五年（1027），两具一模一样的针灸铜人诞生了，被后世称为"天圣针灸铜人"。铜人由青铜铸成，身高和青年男子相仿，面部俊朗，体格健美。头部有头发及发冠，上半身裸露，下身有短裤及腰带。人形为正立，两手平伸，掌心向前。铜人质地中空，被浇铸为前后两部分，由"背""面"两组青铜铸件连缀而成，利用特制的连接拼插起来。铜人可以拆卸组合，内部藏有脏器，拆卸后可看到体腔内木雕的五脏六腑和骨骼，可以称得上是早期的人体解剖模型。铜人体表雕刻有穴位，共有657个穴孔。最为巧妙的是，所有的穴位都钻凿有小孔，与体内相通。

针灸铜人不仅用于太医局医学生的针灸教学，还可用于医学考试。考官在铜人体表涂上黄蜡，再将水（一种说法是水银）注入铜人体内。考生凭所学知识和经验下针，一旦准确地刺中穴位，水（水银）就会从穴位中流出，说明考试合格。这是教育史上形象实物教学法的重要发明，是古代教育史上的伟大创举。

遗憾的是，当金兵入侵时，两具天圣铜人不知所踪，至今下落成谜。我们只能通过后来仿制的"明正统针灸铜人""乾隆御制针灸铜人"等，去想象天圣铜人的精巧和奇妙。可惜后来的仿品也再没有达到天圣铜人的工艺水平。

官办药局

王安石变法期间，在医学上采取了一项重要措施，就是成立太医局卖药所。

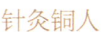
针灸铜人

北宋初期，药材由药商经销，缺少统一的调控，时常出现药品缺乏的现象，成药规格也不统一。而且，药商往往只顾追求盈利，不管病人安危，以次充好、以假乱真的现象屡屡发生。

熙宁九年（1076），宋神宗实行王安石新法时，按照"市易法"，将药材、盐、茶、酒等收归国家专卖。对药物的购买和销售实行国家垄断，由政府控制药品贸易，统一管理市场价格，不再允许私人制作和经营药品。

宋神宗下诏，在京都汴梁太医局下开设"太医局卖药所"，又称"熟药所"，统称"药局"。它的职责是收购民间药材，进行加工、制作、炮制，然后出售；或者依据配方将药材做成"成药"出售。同时该所也参与政府组织的医药服务活动。这是我国也是世界最早的官办药局。

最初的药局是兼具加工制作药材和成药、出售药物两大职能的。后来，政府又开设了"修合药所"，职责是"掌修合汤药，应副诸局给卖"，即负责药品的炮制，制成各种剂型的成药后，由国家专卖。这样，制药与售药就分开了。修合药所是宋代的国家制药厂，又称"京局"或"国局"。

崇宁二年（1103），为适应不断扩大的业务，熟药所增为5所，并更名为"五出卖药所"，专门出售药品。

政和四年（1114），"五出卖药所"改名为"医药惠民局"，"修合药所"改名为"医药和剂局"。自此，"和剂局"的名称就固定下来了。

绍兴十八年（1148），"医药惠民局"又改名为"太平惠民局"，在全国各地相继设立，并延续至元代。在平江府的碑刻地图拓片上,就标注有"惠民局"的字样。

国家药局的开设,客观上缓和了当时社会药商以假乱真、民众缺医少药的矛盾,在方便群众就医购药、解除病痛和传播医药知识等方面都起了一定的积极作用。药局所制定和实施的疫病流行施药制度、轮流值班制度、专利制度、责任制度、药品质量检验制度、资金使用及其他规章制度等,也促进了宋代及后世医药事业的发展。

但到了南宋末年,由于连年征战,国力日下,经济困难,各项制度难以继续贯彻执行。官僚机构日益腐败,药局官吏营私舞弊,牟取利润,药局制度如同虚设。官吏们为了牟取私利,以便宜的假药代替真药出售,制药时偷工减料,以伪药欺人,从中获利,将台附充作川附、樟脑充作片脑等造假现象屡见不鲜,严重损害了百姓的利益,"惠民"一词早已名不符实。所以当时百姓称和剂局为"和吏局",惠民局为"惠官局",惠民药局名存实亡。

虽然如此,宋代国家创办的药局确实起到过积极的作用,其历史功绩是应予以肯定的。

宋代的解剖图谱

一说到解剖，很多人都会想当然地认为那是西医的事。中医有没有解剖呢？当然有！

前面讲过，甲骨文中就已经有了对人体部位、器官的记载，但那时大都还停留在体表，对脏腑的记载只有一个"心"字。大约到了汉代以前，我们对人体内部结构的了解和研究，就已经非常系统和深入了。凡是肉眼能够看到的器官，在《内经》《难经》等书中都有具体的描述。

大家所熟知的五脏六腑，它们的形态都是古人通过观察、测量得到的。比如说小肠，《灵枢经》说它长三丈二尺，能够容纳食物二斗四升。中医学理论的核心内容——脏腑经络理论，就是在观察的基础上建立的。《灵枢经》还有一篇叫《骨度》，专门论述人体各部骨骼的长短、大小和宽窄。这些数据是怎么得来的？当然是解剖！

若说对全身骨骼进行全面系统的描述，当属宋代官修的《圣济总录》。该书将人体骨骼分为头项、胸背、腰腹、四肢四个部分，共计365块，虽然是为了应和一年365天的数字，但对骨的描述却是根据人体骨骼解剖而来的。

西医解剖认为，人体骨骼从初生婴儿时的305块逐渐融合为成人的206块。这种说法与《圣济总录》所说的365块差别依然很大，这是为什么呢？原因是古人为了凑足365这个数，将牙齿也计入其中，有时还将西医定义的一块骨骼分为左右两块，起了不同的名字。值得一提的是，《圣济总录》对每块骨骼是否有骨髓都进行了说明，如果没有对骨骼内部的观察，是不可能做到的。

由于宋代以来人们对骨骼的深入了解，在一定程度上促进了骨伤科的发展。宋代太医局设立了"疮肿兼折疡科"，折疡就是骨折一类的疾病。到了元代，太医院设立十三科，其中就有"正骨科"。

宋代还出现了人体解剖图谱。

北宋庆历间（1041—1048），以欧希范为首的一部分人在广西起义，反抗北宋统治。广南西路转运按察安抚使杜杞设下圈套，他假称要犒赏起义军首领，在宴请的酒中动了手脚。欧希范等人中计，饮下了含有曼陀罗的酒，烂醉如泥，束手就擒，两天中有56人被斩首示众。负责办案的官员吴简专门组织人员对这56具尸体进行了解剖，并请画工宋景绘成图谱，这就是著名的《欧希范五脏图》。原图虽然后来失传了，但从一些现存的医书中，还可窥见其大概。

除了绘图，吴简还做了一些文字记录。虽然与现在的解剖相比较有错误的地方，但对内脏器官的描述大都正确。这是历史上一次大规模的人体解剖活动。

宋崇宁中（1102—1106），有位叫杨介的医生，根据泗州处死的犯人尸体解剖资料，绘成《存真环中图》。对内脏的前面与背面，右侧胸、腹腔及其主要血管关系等，都有比《欧希范五脏图》更为详细的描述。可惜的是，《存真环中图》后来也丢失了，只能从后世的一些医书中大致了解。

需要说明的是，中医学在理论建立之时，无疑对人体结构具有非常深入的了解，而且解剖对中医理论的建立也起到了极其重要的作用，但后来中医学的发展却并不以解剖学来推动，古代医家甚至也不学习解剖。这恰恰是中医有别于西医的关键点，也是中西医对生命理解的不同点。

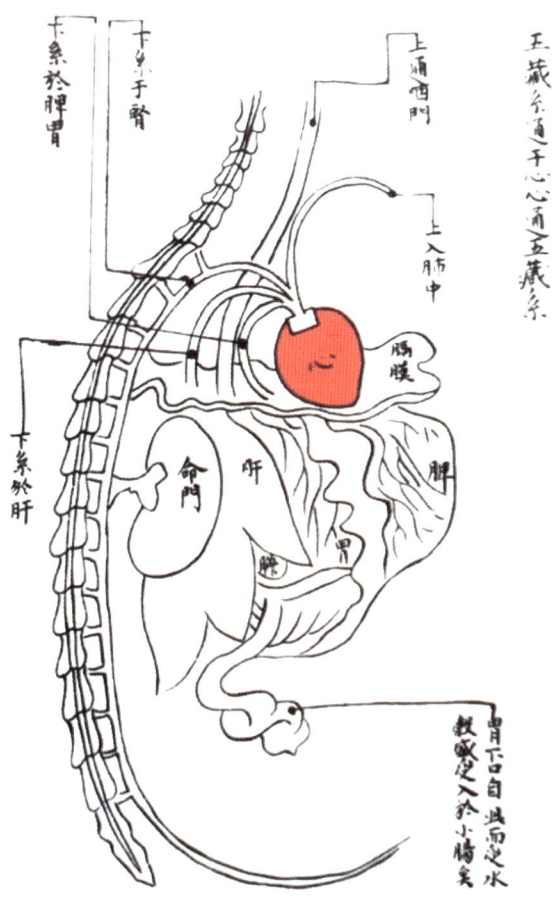

《存真环中图》摄于国家博物馆

儿科鼻祖钱乙

钱乙（约1026—1107），字仲阳，山东郓州（今山东省东平县）人。据《宋史·钱仲阳传》记载，钱乙3岁丧母，父亲钱颢隐匿姓名东游于海上，不知所踪。姑母将其收为养子，视如己出。钱乙的姑父吕氏是位医生，在当地颇有名声。钱乙聪敏好学，自幼一边读书一边随姑父习医，二十岁时开始独立行医，四十岁时已成为一位远近闻名的医生。钱乙博通各科，尤以儿科著名。

宋神宗元丰年间，钱乙治好了皇室长公主女儿的病，被授予"翰林医学"的官职，并赏赐六品官服。不久，皇子仪国公突发疾病，手足抽搐，这在儿科病证中是十分凶险的。众医官束手无策，长公主极力推荐钱乙。

钱乙诊视后，开了一剂黄土汤。黄土汤是张仲景《金匮要略》的名方，由灶心土、干地黄、白术、附子、阿胶、黄芩、甘草7味药组成。其中最关键的一味君药正是灶心土，又叫伏龙肝，是久经柴草熏烧的灶底中心的土块，色泽红褐，味辛性温，有温中止血、止呕、止泻等功效。皇子服下黄土汤后，很快痊愈了。

宋神宗大喜，召见钱乙，予以褒奖，赐官"太医丞"，并赐紫衣金鱼袋。从此钱乙名声益盛。

实际上钱乙的成就并不仅限于儿科，他著有《伤寒论指微》《婴孺论》等，惜均已亡佚。传世的只有一部《小儿药证直诀》，由他的弟子阎孝忠搜集、整理而成，集中体现了钱乙的学术思想和临证经验。

钱乙认为，小儿在生理、病理、诊断、治疗方面都有特殊之处。小儿因脏腑器官与体格发育都不成熟，脏腑娇嫩柔弱，生理功能还不完善。所以，当护理不当、感受病邪或用药失误时，小儿很容易导致寒、热、虚、实诸证，病变发展迅速，变化急遽，要格外注意。正是因为这样的特点，在治疗上要以"柔润"二字为原则，用药要轻灵平和，忌过于刚猛，对于实证不可大下，虚证不可蛮补，邪气盛不可峻剂祛邪，以免伤及小儿正气，导致虚实变证。

儿科疾病在诊断上最为困难。一方面，小儿的脉微小难辨，又常因病痛哭闹，脉诊很难得到确切信息；另一方面，幼小的婴儿不会说话，稍大点的孩子表达能力也有限，问诊受到限制，这也是有人将儿科称为"哑科"的原因。因此，钱乙在四诊中最为重视望诊，对于望目、望口唇、望面部、望囟、望齿、望二便、望舌、望斑疹等均有详细记载。后世儿科望诊多沿袭钱乙的观点。

钱乙根据小儿特点，创立了不少适于小儿的方剂，为服药方便，以丸、散、膏等成药为主。如著名的导赤散、泻青丸、泻黄散、泻白散等，是针对病变所在脏腑不同而设的，"赤"对应心，"青"对应肝，"黄"对应脾，"白"对应肺，今天在药房都能找到中成药。钱乙还擅长化裁变化古方，像大家所熟知的六味地黄丸，就是在张仲景八味肾气丸的基础上变化而来的。肾气丸原方有8味药，有温肾助阳、化气行水的功效。钱乙去掉了温阳的桂枝、附子，把这个方子变成了滋阴补肾的名方——六味地黄丸。这个方最初为儿科所用，后来被广泛应用于临床各科。

钱乙是中医儿科史上的一个里程碑式的人物。《四库全书总目提要》评价说："小儿经方，千古罕见，自乙始别为专门，而其书亦为幼科之鼻祖。"由此可见钱乙在儿科的地位和影响。

"医之亚圣"成无己

成无己（约1066—1156），聊摄（今山东省聊城市茌平区）人，宋金时期著名医学家。成无己出身儒医世家，《医林列传》称他"性识明敏，记问赅博"。成无己绍承家学，对《内经》《难经》《伤寒论》等经典有深入研究。

成无己像

靖康之难（1141）后，淮河以北沦为金地。约金朝皇统末年（1146—1148），年逾花甲的成无己被金人劫至上京临潢（今内蒙古自治区赤峰市），为金朝权贵及家眷看病。他医术精湛，百无一失，远近闻名，年近九旬仍每日出诊。诊病之余，成无己将自己的体会与经验撰写成书。

1144 年，成无己撰成《注解伤寒论》十卷。顾名思义，这部书是对张仲景《伤寒论》的注解。独到之处在于，它是依据《黄帝内经》《黄帝八十一难经》两部经典的原文，对《伤寒论》逐条注释，并以《伤寒论》的前后条文相互验证。这种引用经典原文进行注释的方法被后世称为"以经释论"，对后世《伤寒论》的研究产生了深远影响。这也是现存最早的全文注解《伤寒论》的著作。

1156 年，成无己又撰成《伤寒明理论》四卷，对伤寒病的重要证候、证型和常见的并发症如发热、恶寒、结胸、痞证、蓄水、蓄血等做了系统、具体的理论阐发。

成无己在方剂学的发展史上也是一位标志性的人物。

从汉代至隋唐的几百年间，方剂受到普遍重视，上到政府、下到普通医生，都在搜方、集方，将前人书中记载的方子、当时行之有效的方子，各种单方、验方都汇总起来，却忽视了对方剂理论的研究。方子的数量越来越多，而对于如何组方、如何用方这样的关键问题，则很少有人探究。所以，虽然隋政府曾编撰过2 600余卷的《四海类聚方》，汇集了数量惊人的方剂，对于临床应用却未产生重要影响，很快就失传了。

成无己在注解《伤寒论》时，通过分析经方的君臣佐使，阐发了各药物间的组方配伍关系。《伤寒明理论》选取了20首经方，结合《内经》制方和药性理论，通过对经方君臣佐使的分析，使方剂中的药物层次清晰，体现了方剂中各个药物之间的配伍关系，是方论研究之始。自此，中医对方剂的研究转向了对组方理论的探讨，开启了注重方论、方解的新时代。

由于时局动荡，成无己的两部著作并未得以刊行。金正隆元年（1156），道号为"冥飞退翁"的王鼎目睹了成无己高超的医术，敬重钦佩之余，主动提出为他刊行著作，却被成无己谢绝。因为，金朝规定，出版书籍前需要将完成的著作原件或副本进呈给金朝执政者，由金朝刻板印刷，不能私自外传刊印。成无己认为这本书成于大宋之地，是宋朝的书，不能在金地出版。此后不久，成无己在临潢辞世，终究没能见到自己的书稿出版，实属遗憾！

成无己去世后,他的著作手稿也随之散落。之后,《伤寒明理论》被邢台某人得到,于金正隆五年(1160)刊行。《注解伤寒论》被王鼎所得,后在友人资助下,于金大定十二年(1172)刊行,此时距得到此书已有12年。王鼎在书的后序中说:"此书乃前宋国医成无己注解",是一部影响深远的"万全之书"。

成无己开《伤寒论》全文注解以及方论研究之先河,是中医史上一位举足轻重的医家,被后人尊称为"亚圣"。当代中医文献学家钱超尘先生这样评价:"亚圣无己,客死临潢,心怀故国,注解归乡。爱国情怀,千古共仰,医圣亚圣,日月同光。"正是对这位医学大家一生的写照。

法医学之父宋慈

在我国,法医学起源很早,战国时代就有相关记载了。

1975年湖北省云梦县睡虎地秦墓出土了大量竹简,其中的"治狱案例"卷记载了他杀、溺死、外伤、流产等法医检验的案例。

五代时，和凝父子著《疑狱集》一书，载有许多验尸辨伪的生动案例，是现存最早的法医方面的著作。

两宋时期，法医学成就尤为显著，司法检验制度日渐完善。法医学家和法医学著作也相继出现，如《内恕录》（佚名）、郑克的《折狱龟鉴》、桂万荣的《棠阴比事》等。

其中，成就最高、影响最大的毫无疑问就是宋慈。

宋慈（1186—1249），字惠父，福建省建阳区人。父亲宋巩曾任广州节度推官，掌管刑狱工作。宋慈于嘉定十年（1217）考中进士，在后来的仕途生涯中，曾四任提点刑狱公事，执法严明，政绩显赫，积累了丰富的法医学经验。1245年，五十九岁的宋慈博采前人之说，加之毕生实践经验，历经两年，编纂成闻名中外的法医学著作《洗冤集录》。

《洗冤集录》共5卷，包括人体解剖、尸体检查、现场勘察、死伤原因鉴定及急救解毒等内容，涉及生理、解剖、病理、药理、毒理、骨科、外科、检验等多方面的知识。

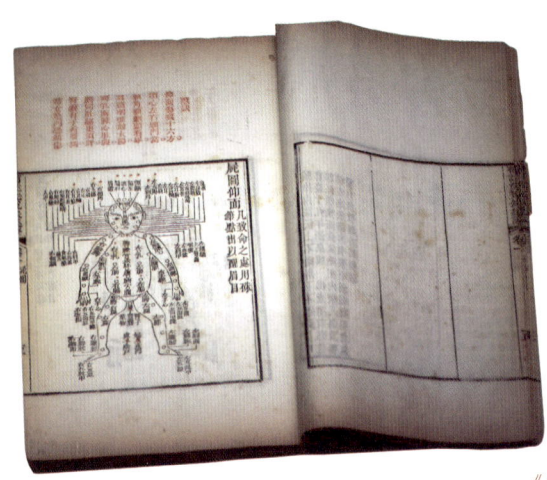

《洗冤集录》书影

宋慈整理出一套系统的现场尸体检验法，他指出尸检官员检验态度一定要认真细致，"不可避臭恶"，不可"遥望而弗亲，掩鼻而不屑"；强调验尸一定要以最快速度，第一时间赶到现场；他把验尸程序分为初检和复检；规定了检验步骤，先看顶心发际，继而观察耳窍、鼻孔、喉内、粪门、产户，以防遗漏。

宋慈对于刑事人员在办案中的注意事项，以及验尸记录的格式、项目等均有细致的阐发。比如，接到验尸公文后，不可接近案发地附近的人员；要约束行人吏役各色人等，严禁擅自离开检验官身边；如在夜间，必须出具书面保证，方可在外住宿。

这些都是资深刑狱工作者的经验之谈,对正确断案有重要意义。

书中详细记载了各种尸伤的表现与鉴别,像自杀与他杀、生前伤与死后伤的鉴别方法,雷击、中毒、溺死、自缢死等的特征,不同季节尸斑、尸僵、腐烂出现的时间等,达到了相当精细的程度。有的以案例形式说明,其中一则是这样的:甲乙二人同行,甲为谋求财物,在涉水时,将乙按在水中淹死。这种情况下,尸体是没有伤痕的,如何检验呢?要细细观察,首先看到乙的尸体瘦弱、矮小;接下来看指甲,发现十个指甲都呈乌黑色,指甲与鼻孔内均有泥沙;再看胸前皮肤呈红色,嘴唇有青斑,肚腹肿胀,就能基本判定乙体弱而被甲按在水中致死。但验尸官还是要谨慎地追查甲作案的原始情节,找到赃证,与检验情况相对照,这样才能万无一失。

这些,对于古今刑狱工作者都有直接、具体的指导价值。所以,《洗冤集录》自问世以来,就备受重视。宋以后,断案决狱者无不将其奉为金科玉律,《洗冤集录》成为元、明、清三代审案人员的必备之书。

05

流派纷呈

中医学术流派的发展,是金元医学的标志性成就。

从历史背景来看,社会的动荡不安、多民族的交往与碰撞、多元文化的交融、我国地域的广阔性,都是促成医学流派的重要因素。从哲学思想层面来看,宋代除以程颢、程颐、朱熹等为代表的"理学"外,又有以王安石等为代表的"新学"。"新学"在治学上主张兼采众家之长,重视发明经典中的奥义。"理学"的格物与明理、"新学"的创新精神,成为金元医学流派形成的内在因素。

金元时期,中医学形成了河间、易水两大医学流派。两派特色鲜明、成就突出、异彩纷呈，故《四库全书总目提要》说："儒之门户分于宋，医之门户分于金元。"

河间学派的创始人是刘完素，他的核心学术观点为"火热论"，以擅用寒凉著称，被后世称为"寒凉派"（见《河间学派刘完素》）。张从正私淑于刘完素，论病首重邪气，临床主张以攻邪为首务，以擅用汗、吐、下三法而著称，被称为"攻邪派"（见《张从正与"攻邪论"》）。朱震亨是刘完素的三传弟子，在"相火论"的基础上提出"阳常有余，阴常不足"，临床擅用滋阴降火，被称为"滋阴派"（见《朱震亨与"相火论"》）。朱震亨是浙江义乌人，他不仅发展了河间之学，还使之由北方传到南方。

易水学派的创始人是张元素，他提倡创新，曾言"古方今病不相能"，突出贡献是提出脏腑寒热虚实辨证学说，创立了脏腑辨证体系，并开创性地阐发了药物的归经与"引经报使"说（见《易水学派张元素》）。张元素的弟子李杲发挥了脏腑辨证，注重脾胃在致病与治疗中的关键作用，临床擅补中焦，被称为"补土派"（见《李杲与"补土论"》）。

此外，王好古师从张元素、罗天益师从李杲，均为易水学派的代表人物。

从学术史角度来看，河间学派与易水学派的两大共同特点不容忽视：一是对《内经》的诠释与发挥。上述金元医家的核心理论均来自《内经》，如刘完素的火热论源自"病机十九条"，张元素的脏腑辨证源自《内经》的藏象理论，张从正的攻邪论源自《内经》的汗、吐、下法等。二是学派自身的传承与发展。每个学派都有自己的核心学术思想，代代相传，而每一位传承者又在此基础上融入了自己的理解，形成个性化的学术观点。这正反映了中医学发展的特点——守正与创新。

除此之外，金元时期还有其他方面的成就，因篇幅原因，本书仅介绍现存最早的舌诊专著——《敖氏伤寒金镜录》（见《舌象〈金镜录〉》），以及最早的食疗专著《饮膳正要》（见《具有民族特色的食疗专书》）。

河间学派刘完素

刘完素,字守真,自号通玄处士,约生活于北宋大观四年(1110)至金承安五年(1200)间,宋金时代河间府(今河北省河间市)人,后世尊称他为"刘河间"。

刘完素自幼聪敏好学,嗜读典籍。十五六岁时,母亲生病,因为家贫,连续三次请医生都没有到,因此贻误治疗而病逝。刘完素悲痛之余,立志从医。刘完素医术高明,在当时名气很大,金章宗曾三次征召他做官,均推辞不就,潜心医学,金章宗赐名"高尚先生"。

刘完素在习医过程中认识到,《黄帝内经》对于领悟医道至关重要,医学的"法之与术,皆出《内经》之玄机"。他从二十五岁时开始精研《素问》,直到花甲之年仍每日苦读、未尝释卷。他的很多理论都源于对《素问》的体会和思考。

刘完素最为核心的学术观点是"火热论",这一观点即源于《素问》。《素问》的《至真要大论》篇,提出了"病机十九条",将临床常见症状根据发病机理的不同,分别归属于肝、心、脾、肺、肾、上、下、火、热、湿、寒诸证。刘完素发现,在十九条病机中,属于火的有5条,属于热的有4条,火热占到了总数的近一半,可见火热病证的重要性。他在病机十九条的基础上,提出了自己的"火热论"观点。

他在临床上发现,引起疾病的两大病因——外感六淫与内伤七情,都与火热密切相关。外感六淫包括风、寒、暑、湿、燥、火,其中暑、火属于火热,其他的四种均可化热:风属木,木可以化火;湿邪郁滞日久会化生火热;燥邪易伤津液而化热化火;寒邪虽与火热性质相反,但不管是寒邪从肌表入侵,还是饮食生冷致病,郁积亦可化热。同时,火热之邪又易于动风、化湿、生燥。

内伤七情,怒、喜、思、悲、恐、惊、忧,只要过度,都会扰动阳气,化生火热。所以,外感六气皆可化火,五志七情过极皆可为热,这一论说构成了刘完素火热论的理论依据。

治疗上,他倡导清热通利法,又根据火热在表、火热在里、表证兼有里热的不同,提出了不同的治则与方药。著名的防风通圣散，就是刘完素针对表里兼病创制的名方，用于表里双解。

刘完素针对火热病证主用寒凉，又被后世称为"寒凉派"。他在领会与阐发《内经》的基础上，提出了自己的学术观点，对中医学理论的发展与完善，作出了突出贡献。

刘完素将他的学术传给穆大黄、马宗素、荆山浮屠等人，荆山浮屠传于罗知悌，罗知悌再传于朱震亨；私淑刘完素之学的有葛雍、镏洪、张从正、麻九畴等，形成了以阐发火热病机、善治火热病证为学术核心的学派——河间学派。

易水学派张元素

张元素，字洁古，金代易州（今河北省保定市易县）人。他自幼习儒，八岁就参加了"童子举"的考试。"童子举"从唐代开始，针对智力超常的儿童所设，经考试得官或赐出身，称为"神童"。可见张元素幼时聪慧超乎常人。遗憾的是，张元素二十七岁时考经义进士时，因为犯了"庙讳"而落榜，因此失去了继续考取功名的机会，自此弃儒而从医。

据《金史》记载，张元素初行医时，医术不精，并不出名。虽然苦读医书，对《内经》反复揣摩，但成效不显。或许是日有所思，夜有所梦，有一天夜里，张元素忽然梦到有神人手持大斧长凿，为他凿开心窍，将数卷书放入其中。梦醒后，张元素豁然开朗，洞晓医理，后来成为易水学派的开山之祖。

张元素的年龄比刘完素小，在他行医之时，刘完素已是远近闻名的大医。一次，刘完素患了伤寒，八日不解，头痛，脉紧，呕吐，饮食不下。张元素前往探视，刘完素最初不愿理睬，面壁不顾。张元素诊脉后，陈述了刘完素的脉象。刘完素说："对。"张元素接下来列举了一些性味寒凉的药物，问："得病之后吃了这些药吧？"刘完素答："对。"张元素说："您用错药了。这些药味性寒而下行，走足太阴经，会损伤阳气，阳气无力鼓动，不能出汗，所以才迁延到今天。按照现在的脉象，我给您处个方吧。"刘完素心悦诚服，吃下张元素开的药，果然很快痊愈。张元素也因此名声大噪。之后，二人成为好友，往来甚密。

张元素富有创新精神,他曾说:"运气不齐,古今异轨,古方今病不相能也。"意思是,时代变了,五运六气不同,疾病也随之发生变化,再死守着古人的方子来治今天变化了的病症,是肯定不行的。他著有《医学启源》《脏腑标本寒热虚实用药式》《洁古家珍》《珍珠囊》等,在继承《内经》《难经》《伤寒杂病论》等经典的基础上,吸取了孙思邈、钱乙等医家的观点,并大胆创新,提出了脏腑辨证,以及药物的归经与引经报使说。

张元素创建了脏腑寒热虚实辨证学说。对于每一脏腑,他都先列出这一脏的特性、功能、五行属性和脏腑关联;继而叙述虚、实、寒、热的脉证,以及演变和预后;最后根据寒热虚实的不同,确立温寒、清热、补虚、泻实的治疗方药。为了便于临床辨别,他把纷杂的五脏病脉归纳为甚(太过)与微(不及)两大类,又进一步分为急、缓、大、小、滑、涩六种,通过测知病脉,就可辨析五脏病症的虚实寒热。辨虚实寒热标本,是张元素脏腑辨证的重点所在,也是易水学派的核心思想。

张元素在《素问》的基础上,对药物提出了自己的新见解。他说，五脏六腑各有自己的属性和特点，对药物气味的反应也不相同，所以熟知药物与脏腑的关系十分重要。在临床上，他结合脏腑辨证，用甘草缓肝急，五味子收心缓，白术燥脾湿，黄芩泻肺气，黄柏、知母润肾燥。他以藏象、经络学说为依据，指出药物对特定的脏腑经络有特殊的治疗作用，如同为泻火药，黄连入心经能泻心火，黄芩入肺经善泻肺火，这就是药物归经说。此外，他还提出临床根据病变所在脏腑经络，要加入适当的引经药。比如头痛，要根据头痛的位置辨别病变的经脉，确定引经报使药：病在太阳经加蔓荆子，阳明经加白芷，少阳经加柴胡，太阴经加苍术，少阴经加细辛，厥阴经加吴茱萸。张元素的学说极大地丰富了本草学理论。李时珍也因此盛赞他："大扬医理，《灵》《素》以下，一人而已。"

张元素的弟子李杲、王好古承继了老师的脏腑辨证，又有自己的创新和发展，成为易水学派的中流砥柱。

张从正与"攻邪论"

张从正(约1156—1228),字子和,金代睢州考城(今河南省开封市兰考县)人。他在宛丘(今河南省周口市淮阳区)居住最久,故自称"宛丘";又因春秋战国时睢州属于戴国,自号"戴人"。张从正长期在豫东南行医,中年从军江淮,担任军医,花甲之年被金政府请到太医院担任太医,但不久便辞职返乡。

张从正私淑刘完素,临床主张以祛邪为主,多采用汗、吐、下三法,后传于麻九畴、常德等,这一学派被后世称为"攻邪派"。他著有《儒门事亲》流传于世,书名取"唯儒者能明其理,而事亲者当知医"之义。习儒明理,习医上侍君亲、下救贫厄,也代表了历代儒医共同的追求。

中医学认为,人之所以生病,关键取决于两方面的因素。一是正气,包括人体的脏腑、经络、气血的功能,对外界环境的适应能力,以及抗病与修复能力等。二是邪气,包括来自外界的风、寒、暑、湿、燥、火等，发自于内的情志过激、饮食不节、劳逸失度、痰饮、瘀血等。当邪气入侵，人体正气会抗邪御敌。正气与邪气相交争，若正气虚弱、无力抗邪，或者邪气太盛，超出了正气的抗邪能力，就会发病。

张从正特别注重邪气对发病的影响。他认为，疾病不是人体所固有的，不管是从外而入，还是由内而生，都属于邪气致病。所以，他在治疗上主张先祛除邪气。他打比方说，如果邪气积滞、没有祛除，就先用了补益的方法，就像鲧治水时筑堤堵水一样，并不能从根本上解决问题，反而会越堵越重。他又把邪气比喻为贼寇，家中遭了贼寇，要及时驱赶，如果这时候用补法，就相当于"以粮资寇"，贼寇只会愈加猖獗。只有邪气祛了，正气才能安定，这是"扶正"的真义所在。

如何祛除邪气呢？关键是要给邪气找到外出的通道。张子和在《素问》汗、吐、下三法的基础上，提出了自己的观点。他指出，凡是邪气位置偏于表的，都可以用"汗法"。张子和的"汗法"，并不是单纯发汗，他把灸、蒸、熏、洗、熨、烙、针灸、砭射、导引、按摩等，只要可以使邪气从表而解的方法都统称为汗法。同样的，邪气位置偏于上的用"吐法"，除呕吐外，还包括引涎、漉涎、嚏气、追泪等使邪气从上而解的方法。邪气位置偏于下的用"下法"，除传统的泻下法外，又包括催生、下乳、磨积、逐水、破经、泄气等使邪气从下而解的方法。这在很大程度上扩大了《素问》对攻邪三法的应用。

在《儒门事亲》中，用汗、吐、下三法治疗疾病的案例比比皆是。举个例子：李德卿的妻子，产后患泄泻已经一年多了，四肢消瘦乏力，其他医生都认为是死证，无法医治。张子和认为这是肠澼证，是可以治疗的，处方舟车丸和无忧散，病人服用后泻下四五次。众人听闻，都大惊失色。病人产后泄泻一年多，又这么瘦弱，一定是大虚之证，怎么能再用利水泻下祛邪的药呢？但是碍于张子和的名气，虽有疑惑，却不敢当面讥诮。没想到，张子和接着又用了导饮丸，还是以利水消导为治。到了晚上，病人已经能够在别人的搀扶下站起，此时已经泻下三四十次了。再行调理，一月间恢复健康。听闻者无不惊叹。

张子和的攻邪理论让人耳目一新，他的攻邪医案令人咋舌，在临床上却难以模仿。元代吕复曾这样评价他："张子和医如老将对敌，或陈兵背水，或济河焚舟，置之死地而后生，不善效之，非溃则北矣。"不是胸有成竹，是很难做到应用自如的。

张子和除了善用汗、吐、下三法，在心理治疗方面也有十分突出的成就。

李杲与"补土论"

李杲（1190—1251），字明之。因真定汉初为东垣国，故晚年自号"东垣老人"。

李杲出身富贵之家。他是宋朝边关大元帅的第四世孙，自幼习儒，二十岁时已是当地知名的儒生。正当此时，李杲的母亲不幸患病，他邀请了很多医生，众说纷纭，论治各异。在诸医的杂治之下，最终李杲的母亲病逝，临终都不知到底是何病证。李杲痛悔自己不知医术，乃捐千金拜张元素为师，几年后，尽得其传。

李杲的学术思想主要受到《内经》和老师张元

素的影响，代表著作主要有《脾胃论》《内外伤辨惑论》《兰室秘藏》等。

人体的气分为先天之气和后天之气。先天之气又称"元气"，禀受于父母，与生俱来；后天之气由肺吸入自然界的清气，以及脾胃消化饮食物中的营养物质而成。李杲认为，后天的脾胃之气最为重要。先天元气虽为健康之本，但元气是否充足，取决于脾胃之气的充养。如果脾胃受伤，元气得不到充养，就会引发各种疾病。这一观点，被总结为"内伤脾胃，百病由生"。

哪些因素会损伤脾胃呢？李杲把它概括为三个方面，分别为饮食不节、劳役过度和情志内伤，其中，又以怒、喜、思、悲、恐、惊、忧等情志过极为先导因素。这三大致病因素的提出，与李杲所处的历史环境有关。当时正值战争不断，社会动荡不安，百姓流离失所，忍饥挨饿时有发生，再加上过度的劳役、奔波的疲惫，精神上的紧张、恐惧不安，都容易伤及脾胃，继而产生其他各类疾病。

李杲的学术观点产生于战乱的特殊时期，但实际上，到了今天的和平年代，这些观点依然适用。

一日三餐失去节律，饥饱失度，饮食偏嗜，都属于饮食不节；熬夜加班、过度劳累，整日坐卧、疏于活动，昼伏夜出、日夜颠倒，这些都属于劳逸失度；工作压力大、情绪紧张，人际关系复杂，多忧多思，属于情志内伤。所以，今天人们的脾胃病，分析起来依然不外乎李杲提出的饮食不节、劳役过度和情志内伤三个方面，只不过将"劳役"换成"劳逸"二字而已。

在治疗上，李杲倡导补益脾胃。因为脾胃在五行中属土，李杲为代表的这一学术流派被后世称为"补土派"。李杲创制的补中益气汤、生脉散等被后世广泛应用于临床，疗效显著，成为传世名方。

养生方面，李杲从脾胃的角度提出了一些可贵建议。他指出，春生、夏长、秋收、冬藏，不同的季节有不同的时令特点，要顺应四时之气，饮食有节，起居有时，才能保持脾胃正常功能。在饮食方面，他更细致地提出要温食、减食、美食等食养事宜。他强调病后要少言以养气，安养心神，以助元气恢复。

李杲继承了老师张元素的脏腑辨证学说，又在脾胃病论治方面有自己突出的创见。晚年，李杲将自己的学术尽数传于罗天益（字谦甫）。罗天益将李杲的学术思想与临证经验整理成书稿，流传于世。同时，罗天益又著有《卫生宝鉴》，以《内经》与李杲的学术观点为依据，进一步用联系的观点分析其他脏腑对脾胃的影响，完善了李杲的脾胃学说。

朱震亨与"相火论"

朱震亨（1281—1358），字彦修，元代浙江义乌人。因世居丹溪河畔，故后世学者尊称他为"丹溪翁"或"丹溪先生"。

朱震亨幼年丧父，与母亲相依为命。他最初习儒，不仅勤勉，而且聪颖过人，据说每天能记诵千余字。三十六岁时，朱震亨到东阳八华山拜谒许谦，得到了许谦的传授。许谦是朱熹的四传弟子，著名的理学家。后来的一天，许谦对他说："我生病卧床已久，如果没有精通医学的人来治，大约是不能痊愈的了。你聪明敏锐远超常人，不知愿不愿意学医？"朱震亨因母亲长年患有脾病，对医学有过粗略的学习，也读过《内经》等书，听闻老师的话，欣然说："读书人能精通一门技艺，济世为民，做官和不做官又有什么差别呢？"自此，朱震亨放弃了科举，专注于医学。

当时，《太平惠民和剂局方》（简称《局方》）十分流行，朱震亨昼夜研习。他发现《局方》存在不足之处，认识到若要精通医道，必须求诸《内经》《难经》等经典，并获得名师的指点。于是，他放下《局方》，治装出行，访求名师。

经四处寻访，最后听说武林（杭州）的罗知悌医术十分高明，就希望拜他为师。罗知悌，世称太无先生，是刘完素的再传弟子，不仅传承了火热论，对张从正、李杲二家的学说也有深入研究。他久负盛名，据说为人倨傲，不肯轻易将医术传给别人。《素问》曾说医学的传授要"非其人勿教，非其真勿授"，罗知悌不轻易收徒，大约也是这个缘故。朱震亨在三个多月间，往返十余次求见罗知悌都未得应允。终于，在朱震亨的坚持下，罗知悌被他的诚恳打动，肯于相见，结果二人一见如故，相谈甚欢。

罗知悌教导朱震亨说："学医的根本在于《素问》

和《难经》两部书。湿热、相火为病最多，很少有人能领悟其中的关键。张仲景的书详于外感，李东垣的书重在内伤，只有把二者结合起来，才能在治疗中获得满意的效果。如果拘泥于《局方》，而不探究医道医理，那是会害人性命的。"困扰朱震亨日久的问题豁然冰释。

罗知悌让朱震亨修习医学经典及各家著作，并亲自口授，指导他临证。朱震亨的医术突飞猛进，一年后学有所成，治好了许谦的病，医名始震。

朱震亨的代表作有《格致余论》《局方发挥》等。他最突出的成就是提出了"相火论"。人体有君火，有相火，君火指的是心火，相火藏于肝肾。朱震亨认为，自然界的一切事物，包括人体的生命活动，都源于相火的推动。正常情况下，人体的相火动而有节，藏于肝肾，与胆、膀胱、心包络、三焦等相关联，与君火相配合，温养脏腑，维系正常的功能活动，"人非此火不能有生"。然而人体相火容易妄动，不能涵养寄居于肝肾，而冲逆上炎，损伤阴津，以致诸病丛生，成为危害生命的贼邪。

朱震亨认为，天地和人体都存在着"阳有余阴不足"的现象。人身的阴精难成而易亏，再加上情欲无涯，更易耗散阴精，所以临床上阴精虚损的病证较为多见。针对于此，他创用滋阴降火法，并提出补阴即是降火、泻火即是补阴的观点。朱震亨倡用滋阴法，临证善用大补阴丸等滋阴之剂，因此被后世称为"滋阴派"。

朱震亨在杂病的治疗方面提出从气、血、痰、郁来论治，对后世产生了深远影响，后世医家有"杂病用丹溪"之说。

舌象《金镜录》

舌诊是中医最具特色的诊断方法之一。三寸之舌，文人可凭此战群儒、退雄兵，医者可借此知脏腑、察气血。

为什么察舌可以知病？舌诊主要包括舌体与舌苔两部分内容。

先说舌体。中医学认为，舌与脏腑经络均有相关，其中最为密切的是心。心开窍于舌，舌是心的"苗窍"，手少阴心经的络脉"系舌本"。而心主一身之血脉，所以望舌色可知人体气血运行情况。同时，舌体的运动是否自如、灵活，味觉是否正常，反映的是"心藏神"的功能。除心之外，肾经挟舌本，肝经络于舌本，肺经与舌根相连，脾经连于舌本、散于舌下。可见，五脏皆通过经络与舌相连。

再说舌苔。舌苔由胃气蒸化谷气，上承舌面而形成，舌苔的厚薄、润燥、腻腐、剥脱等情况，是反映脾胃功能的窗口。

早在《内经》中，就有对舌诊的记载。而现存最早的舌诊专著《敖氏伤寒金镜录》，则是出现在元代，撰者杜本。

杜本（1276—1350），字伯原，又字原父，号清碧，元代清江县（今江西省樟树市清江县）人。他少年时曾师从名儒吴澄，博通经史，于天文、地理、律历、数术均有涉猎，并且兼擅篆隶，精通绘画，著有《四经表义》《六书通编》《十原》等书。杜本儒而兼医，曾拜武林（今杭州）名医罗知悌为师，尽得秘传，在舌诊方面尤有心得。

在杜本之前，宋元间福建医家敖继翁曾经撰写过一部舌诊著作《金镜录》，绘制了12幅舌诊图。

杜本读后十分钦佩，但发现敖氏的论述还有很多未详未尽之处，于是他在《金镜录》的基础上进行增补，又绘制了舌象图24幅，与敖氏的舌象图合起来是36幅。这是现存最早的舌诊专著，也是最早的舌象图谱。

36幅图中，有24幅图专门论述舌苔，4幅图专门论述舌质，还有8幅图兼论舌质与舌苔，图后附有文字说明，将舌象与症状、脉象相结合，阐发疾病的预后转归、治则治法及适用方药。比如第三十三图"灰色尖黄舌"，是这样描述的："舌见灰色，尖黄，不恶风寒，脉浮者，可下之。若恶风恶寒者，用双解散加解毒汤主之。"舌、症、脉、治、方俱全。

杜本对舌象的辨别细致入微，比如他把红舌分为12种，都属于热性病证的征象，但因红绛色泽深浅不同、部位不同，主病又各有不同。比如"红星舌"是指舌质红绛中有大红星，为心火旺盛之象；"人裂舌"是舌质红绛而有"人"字形裂纹，为上焦热毒之象；"生斑舌"是舌质红色而有小黑点，为热毒入胃、蓄热发斑之象；"厥阴舌"是舌质红色而内有黑纹，是阴毒中于厥阴肝经之象等。再配上舌象图，直观明了，对于临床是非常实用的。

《敖氏伤寒金镜录》成书于1341年，后雕版刊行，然而由于刊印数量有限，并没有引起大的影响。直到明代，薛己将其收入《薛氏医案》，才广为流传。杜本原书为五色彩图，但薛己担心色彩会因岁月流逝而发生变化，故将彩图改为黑白墨图，以避免因此产生的错谬。

《敖氏伤寒金镜录》有很高的学术价值和临床实用价值，对明清温病学说的辨舌诊治产生了积极影响。

具有民族特色的食疗专书

元代，中国出现了一部具有民族特色的食疗专书——《饮膳正要》，作者是忽思慧。忽思慧，生卒不详，元仁宗延祐年间（1314—1320）在朝廷任饮膳太医一职，主管宫廷的饮食补益事项。作为皇家厨师，忽思慧在自己工作的过程中积累了丰富的饮食经验。他将累朝进用的奇珍异馔、汤膏之方汇集起来，同时广搜博采，从各家本草著作、方书中收集资料，又把日常食用的谷、肉、蔬菜中补益之品合成一书，编纂了《饮膳正要》，全书3卷，配有189幅图。

《饮膳正要》针对孕妇、乳母、饮酒之人、服药之人等的特殊性，分别提出了饮食上的禁忌。比如服药期间不可多食，凡油腻、腥膻、陈臭及具有滑利性质的食物都不宜食用。忽思慧还具体提出了药中若有巴豆，要忌食芦笋和野猪肉；药中若含有黄连、桔梗，要忌食猪肉等，使药食相宜。

《饮膳正要》的聚珍异馔部分选录了长期积累的以山珍海味所做的汤、粥、粉、饼等，一共95个方子，多为宫廷珍馐。如"春盘面"，是用煮熟的羊肉、羊肚、羊肺，加上鸡蛋、蘑菇、韭黄、生姜等煮汤，再下入切细的面，用盐、醋调味。再如"鸡头粉馄饨"，用羊肉、草果、回回豆子煮汤后滤净，以羊肉作馅，以鸡头粉、豆粉作皮，加陈皮、生姜等调味而成。这两个方子都有补中益气之功。其他还有炒鹌鹑、芙蓉鸡、姜黄鱼、牛奶子烧饼、鲤鱼汤、珍珠粉等，从忽思慧的描述中，我们可以窥得宫廷美食之一斑。

"诸般汤煎"部分收载了56个具有保健作用的食疗方,大多为饮品。如"桂浆",用生姜、赤茯苓、桂、杏仁、大麦,加入蜂蜜和匀,放入瓷罐中,用油纸密封,在冰窖中冷藏三日。暑月饮之,可生津止渴、益气和中、祛湿逐饮。也有部分膏、丸、饼,像橙香饼儿,用新橙皮、沉香、白檀、缩砂、白豆蔻仁、荜澄茄、南硼砂、龙脑、麝香为细末,甘草膏合剂,做成饼,用时慢慢噙化,有宽中顺气、清利头目的作用。这种用法类似于今天的含化片。

书的最后一部分介绍了各种粮食、蔬菜、肉类、水果的性、味,有毒无毒,以及功效、主治。如白芝麻,忽思慧是这样描述的:"味甘,大寒,无毒。治虚劳,滑肠胃,行风气,通血脉,去头风,润肌肤。食后生啖一合。与乳母食之,令子不生病。"对于食疗药膳有很高的实用价值。

《饮膳正要》选用的食材和调味品都十分丰富,配方反映了民族特点,多以羊肉为主料。除了蒙古人喜爱的肉类,蔬菜与水果也一应俱全。忽思慧详细记载了它们的性味、主治,有些还介绍了产地。

调味品不仅有我们熟悉的盐、酱、醋,还有哈昔尼、马思答吉等外来调料,种类繁多。

书名叫"饮膳",载录的食疗方有"饮"有"膳",既有酒、茶、诸般汤煎饮品,也有面条、饼、饺子、包子、馒头,以及各种肉类、蔬菜制成的"膳"。

《饮膳正要》是中国现存第一部完整的饮食卫生与食疗法的专书。

06

理极用宏

时至明清，中医学的发展进入全盛时期，理论与临床各科均渐趋成熟，著名的医家、医籍及风格各异的学术观点，都灿若繁星，不胜枚举，呈现出一派辉煌繁荣的气象，可谓理至极而用至宏。

中医学的基础理论、本草、方剂和临床各科均进入全面、系统的总结阶段，涌现出一批集大成的著作。如对中医经典包括《内经》《难经》《伤寒论》《金匮要略》《神农本草经》等的整理、校勘、注释与研究达到了前所未有的高度。本草方面，明代李时珍的《本草纲目》集明代以前本草学之大成，是中国古代本草史上最为瞩目的成就（见《李时珍与〈本草纲目〉》）；清代赵学敏对《本草纲目》进行了拾遗补阙，作《本草纲目拾遗》，又作《串雅》一书，系统总结了走方医的临证经验（见《〈拾遗〉与〈串雅〉》）。方剂学方面，既出现了对明代以前的医方进行全面整理的现存最大方书《普济方》，也出现了以方论、方解为中心的《医方考》《古今名医方论》等。临床各科均有长足发展，如针灸方面，明代杨济时作《针灸大成》，系统总结了前代的针灸学经验（见《"针圣"杨济时》）；外治方面，清代吴师机对前代外治方法进行归纳研究，擅以外治法通治内、外诸病，著有《理瀹骈文》，是医学史上最著名的外治大家（见《外治大师吴师机》）。其他如内、外、妇、儿、五官、推拿等科各有众多代表性的著作问世，体现了学科的成熟与完善。

  自古以来，外感热病一直是威胁人类健康的重要疾病，人们积累了丰富的诊疗经验。明清以来，随着时代的变化，疾病谱系随之而变，温热病的频发，促使了温病学理论的形成、发展、完善与成熟，出现了温病学派。明代吴有性撰《温疫论》，明确指出疫病的病因是"疠气"，与普通的外感六淫迥异,因此在病症特点、发病规律、诊断治疗方面必然会有所不同。疠气致疫说为温病学体系的构筑奠定了基础(见《"逆行"疫区的吴有性》)。继吴有性之后,清代众多医家丰富、发展了温病学说,其中公认成就最为突出的四位医家被称为"温病四大家":叶桂因医术高明,被百姓誉为"国医手",他的代表作《温热论》阐明了温病发生、发展规律,创立了卫气营血辨证(见《国医圣手叶天士》);薛雪对湿热病进行专门研究,著有《湿热条辨》;吴瑭撰《温病条辨》,创立三焦辨证,使温病理法方药系统化;王士雄集温病学说之大成,在《温热经纬》中阐发了新感、伏气说,进一步丰富了温病学理论(见《〈温热经纬〉集大成》)。

明清名医辈出,不可尽述,仅择两位有特色的清代医家进行简要介绍:一是黄元御,他先儒后医,在23年的从医生涯中留下了11部医学著作,乾隆皇帝曾为他御笔亲题"妙悟岐黄"匾额,一生经历堪称传奇(见《黄元御的传奇人生》)。二是王清任,习武出身,具有强烈的革新认识,强调以解剖明脏腑,著有《医林改错》,期望纠正古人在人体结构认识方面的误解；在诊治上注重气血，创制了系列活血化瘀名方（见《敢于改错的王清任》）。

医学知识进一步普及，出现了一批普及性医书。这类著作不仅面向专业医生，而且更侧重于向普通百姓普及医药知识，因其简明扼要、通俗易懂，且具有一定的实用性，受到大众的欢迎，多经反复刊印，销量可观，可称得上古代的"畅销书"。最有代表性的当属汪昂的《本草备要》，在两百年间刊印200余次，居畅销医书之冠（见《畅销医书之冠》）。

李时珍与《本草纲目》

中国古代本草史上最伟大的成就,莫过于李时珍的《本草纲目》。

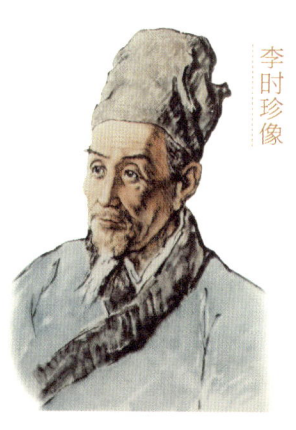
李时珍像

李时珍(1518—1593),字东璧,晚年号濒湖山人,蕲州(今湖北省蕲春县)人。李时珍三代行医,祖父是一位铃医。铃医又叫走方医、走方郎中,身负药箱,手摇串铃,游走江湖,于村市街巷往来奔走,为百姓诊治疾病。

父亲李言闻继承父业习医。他饱读经书,医术高明,在蕲州一带颇有名气,还著有《四诊发明》等书。李时珍受家庭熏陶影响,自幼便喜爱医药,阅读了一些医籍,跟随父亲诊病、采药、抄写药方,为他后来学医打下了良好的基础。

李时珍最初习举子业,十四岁便考中秀才,但在接下来的十七岁、二十岁和二十三岁,他三次赴武昌参加乡试都没有考中。李时珍再三思索,决定放弃科举,专心从医。历史证明,李时珍的人生抉择是无比英明的。

接下来,李时珍闭门苦读十年之久,除医学外,还广泛涉猎史学、哲学、文字学等多个领域。他医术高明,1544年曾经楚王推荐到太医院工作,见到了不少珍贵典籍和稀见药材。1549年,他辞去太医院职务,返回蕲州。

李时珍在行医过程中,发现以往的本草书存在着不少缺漏和错误。有时把一种药误认为几种,有时把几种药混为一种,有时药图与药名不相符……有些药搞混了、用错了是很严重的,极易造成医疗事故,甚至危及病人生命。他目睹了因本草书记载错误,用药失误而导致病人死亡的惨痛事件,决心重修本草。

李时珍自三十四岁起,用了16年的时间,"书考八百余家",广泛收集资料,并四处采方问药,用了11年的时间撰成初稿,接下来又三易其稿,才最终完稿。十年磨一剑,而李时珍用了毕生的精力撰成了这部药学史上的巨著——《本草纲目》。

《本草纲目》共52卷，收载药物1 892种，附图1 000多幅，载方达万余首。他以《经史证类备急本草》为蓝本，新增药物374种，纠正了不少错误。这部书内容宏富，集明代以前药物学之大成。

李时珍创立了当时最先进的药物分类法，即"纲目分类法"。他首先把这1 892种药分为16部。这16个部包含了3个等级：第一个等级是水、火、土、金石，第二个等级是草、谷、菜、果、木、服器，第三个等级是虫、鳞、介、禽、兽、人。三个等级是从无生命到有生命，从植物到动物，从低级到高级来排列的。在16部之下，李时珍又将每部再分类，共计60类。类下面列具体的药物。每一味药下面，列有释名、集解、正误、修治、气味、主治、发明、附方等项，从各个方面系统、全面地记述了各种药物的知识。这样，纲举目张，分类清晰，便于检索与应用。

《本草纲目》纠正了以往本草书中的一些错误，这也是李时珍编撰《本草纲目》的初衷。比如大家都知道水银是有剧毒的，但李时珍之前历代的本草著作中却不这样认为。《神农本草经》将水银列为有补养作用的上品,说久服可以使人"神仙不死"。后世医书多沿袭这种说法,像甄权、葛洪等都把它作为长生之药。直到李时珍的《本草纲目》才明确指出水银是有毒的,并说:因为以往本草书中的错误,使六朝以后多少想长生的人因为服食水银而导致重病不起甚至丧命啊!

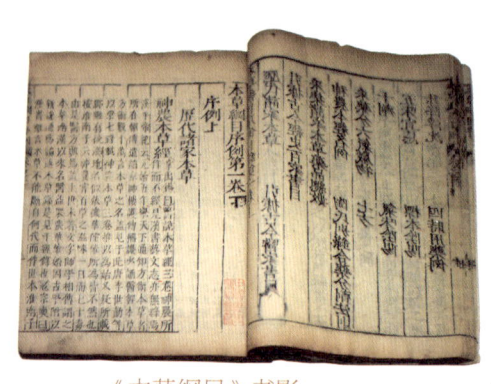

《本草纲目》书影

《本草纲目》辑录了大量16世纪以前的医药文献,其中一些书籍今已亡佚,却幸运地被李时珍收载在《本草纲目》中,内容得以保存。所以,《本草纲目》除临床价值外,还具有很高的文献学价值。

《本草纲目》是中国本草史上的巅峰之作,清代的《本草汇言》《本草求真》等均是在此基础上编撰完成的。达尔文曾多次引用此书,称它为"中国百科全书"。英国科技史专家李约瑟在《中国科学技术史》中评价说:"毫无疑问,明代最伟大的科学成就,就是李时珍那部登峰造极的《本草纲目》。"

2011年5月,联合国教科文组织公布的《世界记忆名录》,《黄帝内经》和《本草纲目》被收录其中。这也是仅有的两部入选的中医药典籍!足见它在世界范围的地位之高、影响之大。

《拾遗》与《串雅》

赵学敏(约1719—1805),字恕轩,号依吉(一说字依吉,号恕轩),钱塘(今浙江省杭州市)人。

赵学敏出生于官宦之家,他的父亲曾任永春(现福建省泉州市永春县)司马,后迁福建尤溪知县。晚年得二子,长子赵学敏,次子赵学楷。出于济世利人的愿望,赵父将"利""济"二字分别作为二子的乳名,他让长子赵学敏习儒,次子赵学楷习医。

为了创造一个良好的学习环境,赵父在家中设"养素园",收藏了许多书籍,其中也包括大量的医籍。赵父专门开辟了一块土地作为药圃,让弟兄二人熟识药物。闲暇时间,二人常以默画"针灸铜人图"为戏。

赵学敏自幼勤奋嗜书,自称"素有书癖",除了白天在养素园中学习,夜间还经常点着油灯在帷帐中读书,时间久了,帐顶都被熏得墨黑。他兴趣广泛,对天文、历法、术数、医药、卜算之类的书籍多有涉猎。每有所得,总会及时抄录起来,渐渐地,赵学敏的笔记积攒了近千卷。虽被父亲"指定"为习儒,也曾考中过岁贡生,但他对医学的兴趣日益浓厚,最终弃儒从医。

由于长期夜以继日地读书,用眼过度,乾隆二十一年(1756),赵学敏患了眼疾。待眼疾好转,他翻阅了前代眼科相关的文献,加之自身的体会,写下了一本眼科专著《囊露集》。赵学敏对此书甚为得意,认为可以超过前人所有的眼科书。可惜的是,这部书没有流传下来。

乾隆三十五年(1770),赵学敏完成了他个人的一套丛书,取名为《利济十二种》。这套书共100卷,含12种医书:《医林集腋》《养素园传信方》《祝由录验》《囊露集》《本草话》《串雅》《花药小名录》《升降秘要》《摄生闲览》《药性元解》

《奇药备考》《本草纲目拾遗》，包含了本草、养生、祝由、眼科、炼丹等医学的各个方面，现仅有《本草纲目拾遗》和《串雅》两种流传于世。

《本草纲目拾遗》（1765）是继《本草纲目》之后又一部重要的本草著作。这部书为"拾遗"而作，即对《本草纲目》进行补充，一共10卷，载药921种，其中《本草纲目》未收载或叙述不清的药物达716种。在编写体例上，《本草纲目拾遗》完全仿照《本草纲目》，但在药物分类上做了新的修改，在原有十六部的分类上，除去了"人部"，将"金石部"分开为"金部"和"石部"，增加了"藤部"和"花部"。书中收载的新药中有冬虫夏草、鸦胆子等，还有一些外来药，如金鸡纳、日精草、香草等。同时，《本草纲目拾遗》对《本草纲目》的一些错误进行了订正。《本草纲目拾遗》的学术价值得到了后世的高度认可。

《串雅》成书于乾隆二十四年（1759），是一部记载走方医经验的专书。

历朝历代，走方医的地位十分低下，为人所不齿。不可否认，在走方医中，确实有一些医术低下，以获利为目的的医生，因误治而伤人性命的事情也时有发生。赵学敏认为，走方医有一些非常宝贵的经验，值得总结和传承。赵学敏的同乡赵柏云是一位有名的走方医，医术高明，云游四方，乾隆二十三年（1758）因年老返乡，与赵学敏论及医术，相谈甚欢。赵学敏将赵柏云的毕生经验编撰成《串雅》，后世又将其分为《串雅内编》和《串雅外编》两部。这是医学史上一部具有实用性，且颇有特色的著作。

赵学敏的弟弟赵学楷也是当时的名医，辑有《百草镜》八卷、《救生苦海》一百卷，惜未见流传。

"针圣"杨济时

明代万历年间，时任山西监察御史的赵文炳患了痿痹，四肢肌肉无力、关节疼痛，昼夜不得安宁。他多方延医诊治，病情却没有丝毫缓解。1601年，太医杨济时远涉山西为他诊治。杨济时问症察脉之后，仅仅扎了三针，赵文炳的病痛便减缓了大半。

杨济时，字继洲，浙江三衢（今浙江省衢州

市）人，约生活于明嘉靖元年（1522）至泰昌元年（1620）。杨济时的祖父曾任太医院御医，家藏医书颇多。杨济时在举业多次受挫后弃儒从医，认真攻读祖父留下的医书，经年累月，寒暑不辍，终于成名，先后任嘉靖、隆庆、万历三朝御医，长达四十余年。

赵文炳非常感激杨济时为自己治愈病痛，挽留杨继洲暂住几日。其间二人对针灸的相关问题加以讨论，杨济时对针灸治病的特点进行了阐释。赵文炳对此颇有兴趣，并询问杨济时是否撰有著作。杨济时便将自己正在整理的《卫生针灸玄机秘要》拿给他看。

这部书稿是他在祖传《玄机秘要》的基础上，结合自己的临证经验编写的。赵文炳当即表示，愿意出资帮助杨继洲刊印发行。杨继洲感激之余，又觉得此书尚未定稿，体系还不够完善。于是，他从《针灸聚英》《标幽赋》《金针赋》《医学入门》等二十余种医籍中，节录部分针灸资料并予以注释，又绘制"铜人明堂图"详记腧穴定位，篇末选附针灸验案。书稿编撰完毕后，取名《针灸大成》。

该书共有10卷，全面总结了明代以前的针灸经验，以选穴简要、重视补泻手法为特色，论述了经络、腧穴、针灸手法与注意事项，并介绍自己的临证经验，倡导应用针药结合的综合治疗模式。

该书自明万历二十九年（1601）首次刊行后，便受到了医界的广泛重视，先后重刊、重印近30次，而且前五次均为官府刊印，其翻刻次数之多，流传范围之广，声誉影响之著，在众多针灸医籍中实为罕见，是明以后三百年间流传最广的针灸学著作，被医学界尊为针灸经典。同时，该书的国际影响力颇巨，被译为多种语言流传到海外。

杨继洲在书中写道，一名合格的中医大夫应当针药并举。他对医者忽视针灸加以批评，强调针灸在治疗中的主导地位。书中附录的31则医案，或为专用针灸，或为针药结合，亦有因服药不效，转用针灸治疗痊愈的病例。

杨继洲在针灸学方面造诣精深，他对针刺得气、补泻手法、艾灸事宜、晕针等具体问题的发挥有着开创性的成就，奠定了"针圣"的地位。

《针灸大成》内容丰富，系统完整地讲述了针灸学理论，是继《针灸甲乙经》后，中国针灸学的又一次重大总结，标志着中国古代针灸学已逐步成熟，在针灸学发展史上起到了承前启后的重要作用。

"逆行"疫区的吴有性

从古至今，在中国历史上发生过多次瘟疫流行。与此同时，人们不断地与疫病进行抗争，积累了大量防疫、治疫的经验。

中医学有一个重要的概念，叫"温病"，指外感疾病中性质属热的一类疾病。瘟疫就属于温病的范畴，是温病中具有急性传染性的一类病证。早在甲骨文中，就有"雨疾""降疾""疾年"等关于流行性疾病的记载。东汉时期张仲景的族人因瘟疫流行而死亡的达到三分之二，其中十分之七是感染了伤寒，所以张仲景作《伤寒杂病论》，阐发伤寒病的辨治。其后，王叔和、葛洪、巢元方、孙思邈、庞安时、王履等均在温病方面有突出创见。

明清时期，由于城市的发展和人口密度的增加，加之自然灾害和战争，引起疾病大规模地流行。

据史书记载，明代276年间大疫流行64次，清代266年内流行74次。疾病谱系的变化，促使我们的先人对温病进行研究、探索与实践，积累了丰富的经验，温病学应运而生。吴有性是其中具有开创性的一位温病大家。

吴有性（1582—1652），字又可，号淡斋，江苏吴县（今江苏省苏州市）人。崇祯年间，河北、山东、江苏、浙江等省瘟疫流行，死亡者不计其数，十分惨烈。就在这种境地下，吴有性为了救治病人，冒着随时可能被感染疫病的危险，深入疫区，为百姓诊治。孙思邈的《大医精诚》说，作为一名大医，"不得瞻前顾后，自虑吉凶，护惜身命，见彼苦恼，若己有之，深心凄怆。勿避险巇，昼夜寒暑，饥渴疲劳，一心赴救"，吴有性就是这样一位心系苍生的大医。

吴有性在疫区通过亲身的细致观察，加上诊病施药积累的大量实践经验，在继承前人温病学研究成果的基础上，于崇祯十五年（1642）编撰完成《温疫论》，这也是吴有性唯一的传世之作。

吴有性明确提出了"戾气"致病说。他认识到瘟疫不同于伤寒与一般外感病的特点，其发病原因，既非感受风、寒、暑、湿、燥、火的"六淫"之邪，也不是感受自然界异常变化的"非时之气"，而是由天地间一种特殊的异气所引起的。这种异气即戾气，也称疠气、疫气、疫毒等，是一种肉眼观察不到的微小物质。既然病因与普通外感不同，那么病证的发展演变与治则治法必然会有所不同，诊治体系要重新构建。疠气致疫说是温病病因学史上的一大创见，为整个温病学体系的构筑，奠定了坚实的基础。

吴有性阐述了疫病的入侵途径、致病特点、传染特点。根据亲身体会，他提出，导致疫病的"疠气"从口鼻而入，突破了前人"外邪伤人皆从皮毛而入"的观点。他还指出戾气致病具有特异性，提出戾气的种类不同，所引起的疾病也不同。比如，有些戾气侵袭肺，会引起咳嗽、气喘、咳血等病症；有的侵袭脾，脾不能统制血液，往往会发生全身各种出血性的病变。

同时，不同戾气引起的疫病传染性不同，可能是人相染易、死者无算的大流行性，也可能是偶有一二人的散发性传播，有时也会出现朝发夕死甚至顷刻而亡的危重变化。而疫病侵袭人体是否发病，不仅与正气的盛衰有关，还取决于病邪毒力的强弱。

吴有性创造性地提出了一些治疗瘟疫的原则。他提出"客邪贵乎早逐"，主张早期要应用下法。他认为对于瘟疫初起，要用"开发膜原"的方法，创立了传世名方达原饮。他曾经设想，若能掌握戾气的实质，就可能找到"一病一药"的针对性的特效办法。这些观点都对后世温病学家多有启发。

《温疫论》是中国医学史上第一部疫病学和温病学专著。《四库全书总目提要》评价说："推究病源，参稽医案，著为此书，瘟疫一证，始有绳墨之可守，亦可谓有功于世矣。"

国医圣手叶天士

叶桂（1667—1746），字天士，号香岩，别号南阳先生，江苏吴县（今江苏省苏州市）人。

叶桂出身于世医家庭，祖父叶时（字紫帆）和父亲叶朝采（字阳生）都是当地名医，以儿科著称。

叶桂受家庭影响，幼时耳濡目染，十二岁起从父习医。不幸的是，十四岁时父亲去世。之后，叶桂师从于父亲的门生朱某。他勤奋好学，悟性极高，很快识见就超出朱某。他广泛学习，博采众长，在十年间，曾先后拜师十七人，得到了王子接、周扬俊等名医的指点。

叶桂十八岁时悬壶于世，处方用药不拘成法，治疗多有奇效，三十岁时就已经名满朝野。他在百姓中有很高的威信，被誉为"天医星""国医手"。因求医者众，叶桂诊务繁忙，无暇著书立说。传世名著《温热论》由弟子顾景文根据他的口述整理而成；《临证指南医案》是叶桂平日诊疗记录，由弟子华岫云等整理编著而成。

叶桂擅采众家之长，他推崇张仲景的《伤寒杂病论》，对刘完素的"火热论"多有继承，又兼采孙思邈、李杲、朱震亨、张介宾、喻昌诸家之说。最为难得的是，他尊古而不泥古，在前人观点的基础上多有创新发挥，特别是在温热病论治方面有独到见解，是温病学的奠基人之一。

他根据温热病的特点和规律，将其发展过程归纳为卫、气、营、血四个阶段，明确提出各个阶段的脉证与治则方药。

首先是卫分证。病人会出现发热、怕冷、头痛身痛、体倦、咳嗽、鼻塞等症状，舌边尖红，舌苔薄白或薄黄，脉浮数或浮紧。这是最为轻浅的一个阶段，发汗使病邪从表而解，就可以治愈。

第二个阶段是气分证。病人出现高热，不怕冷，反而怕热，汗多气粗，口渴喜冷饮，脉洪数或滑数，舌红，舌苔由白转黄；有时还会出现大便燥结和腹痛，严重的有胡言乱语、狂躁不安等精神症状。此时较之卫分证为重，要尽快用清解气分之热的方法治疗。

第三和第四阶段分别是营分证和血分证。发展至营、血阶段，病情较为危重，精神症状更加明显，还会出现各种出血。分别用清营、凉血的办法急救，特别是到了血分，热毒炽盛，刻不容缓，要毫不犹豫地用重剂来凉血散血。

从卫到气到营到血，这四个阶段病情由浅入深，由轻到重，是温病发展的一般规律。

根据温病化热快、传变迅速、易伤津液的特点，除了普通意义的望闻问切外，叶桂总结出一套适于温病的独到的诊断方法，如望诊包括望舌、齿、斑疹、白㾦等。舌诊在温病的诊断中尤其重要，叶桂指出舌质绛是温热之邪入营分的标志，色紫黑是热毒炽盛的反映；舌苔黄是气分证的标志等。因为温热病易于伤及津液，所以辨别舌与齿的润、燥是温病辨证中很重要的一个方面。舌的润、燥比较好理解，但也不能单纯用望诊来解决，这里，叶桂就指出，舌绛望之若干，但用手扪之有津液，实际上是不干的，这就表明湿热熏蒸，与单纯的温热伤津是不同的。叶桂以自己的实践告诉我们，有时眼见未必为真。

叶桂对于诊病十分严谨，他曾说："疾病有见证，有变证，有特证，一定要清晰辨明病证的初、终、转、变，胸有成竹，然后才能处方。否则简直是用病人来试药！"

叶桂的临床成就是多方面的，不限于温病，从《临证指南医案》可以看出他临证的许多特点。

他在临终前，特谆谆告诫子孙：医有可为，有不可为。一定要天资敏悟，读万卷书，才能以自己的医术济世活人。做不到这一点,那是以药物做刀刃,行杀人之事。待我死后,我的子孙一定要慎重再慎重,万不可轻易言医!

敬畏天地,珍爱生命,怀揣济世之心,谨慎为医,是中国大医共同的特点。

《温热经纬》集大成

王士雄(1808—1868),字孟英,又字篯龙,号潜斋,晚号梦隐,别号野云、半痴山人、随息居士、随息子、睡乡散人、华胥小隐,居室题名潜斋、归砚、随息,原籍浙江钱塘海宁(今浙江省嘉

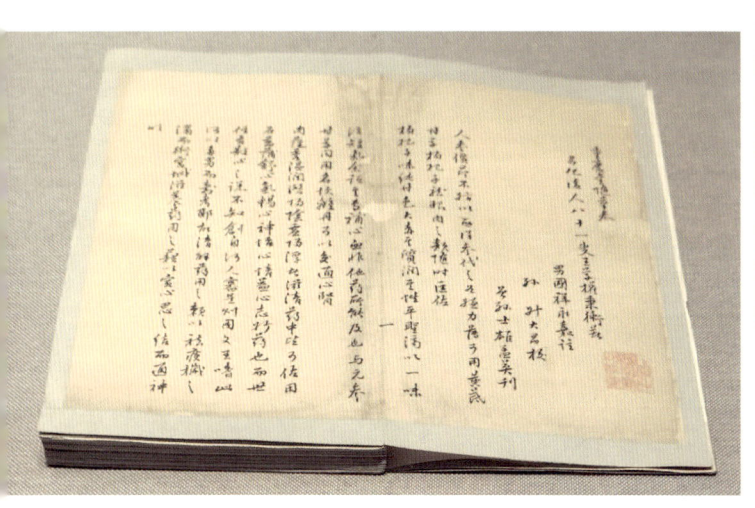

王孟英手抄《重庆堂随笔》

兴市海宁市）。王士雄是清代后期著名的温病学家，与叶桂、薛雪、吴瑭并称为"温病四大家"。

王士雄出身医学世家，曾祖以下世代为医，曾祖父王学权、祖父王国祥、父亲王升（醴沧）均以医为业。王士雄自幼习儒，直到道光元年（1821），父亲的病逝促成了他人生的重大转折。

父亲醴沧公在弥留之际，百般牵挂，拉着儿子的手，谆谆嘱咐："人生在天地之间，一定要做到对世间有用，你如果能明白这个道理，我就死而无憾了。"殷切希望儿子能够有所成就。王孟英铭记父亲遗训，经过反复思考，决定不求功名，专心学医。自此，王孟英一边为了生计，在婺州（今浙江省金华市）佐理盐务，一边用闲暇时间潜心苦读。

王孟英的生活年代，不仅战乱侵扰，还经历了几次大型传染病的流行。他以精湛的医术救活了众多病人，这从流传下来的八百多个医案中得到了充分体现。

在繁忙的诊务中，王孟英始终重视总结和积累，留下了很多著作。除去在兵灾中的毁损，现在流传于世的，有王孟英的心得之作《温热经纬》《霍乱论》

《归砚录》《随息居重订霍乱论》等；有王孟英的医案集成《王氏医案》《王氏医案续编》《王氏医案三编》《乘桴医影》等；有临证效方的集结之作《四科简效方》《潜斋简效方》等；有选评先贤医书之作《圣济方选》《古今医案按选》《柳州医话良方》《女科辑要》《医砭》《言医》《校订愿体医话良方》等。另有一部《重庆堂随笔》，最初由王士雄曾祖父王学权所撰，代代增补，历四代艰辛而成。

其中，成书于1852年的《温热经纬》是王士雄的代表作，重点反映了他在温病方面的成就。

这部书以《黄帝内经》和张仲景的《伤寒杂病论》为经，以叶桂、薛雪、余霖、陈平伯等医家的言论为纬，集温病学说之大成，所以书名为"经纬"。书中除广泛地引用各家思想外，还表达了作者个人的见解，弥足珍贵。

王士雄认为，温病根据发病的不同，分为新感、伏气两大类。他说，新感是感受了温热之邪马上发病的；伏邪是感受病邪后并不发病，潜伏一段时间后发作。这就决定了，新感的发病由外到内，伏邪却由内到外，二者在症状、发病机制、治疗上都大不相同。这一观点是王士雄的创见,在此之前没有人提出过。

另一部名著《霍乱论》成书于霍乱肆虐之时。道光年间,江浙一带霍乱流行,王士雄尽力施救,救活的人不计其数。他在道光十八年(1838)著成《霍乱论》,把自己的临床经验毫无保留地记录下来,为其他医生提供借鉴。

同治元年(1862)五月,王士雄到了上海,恰逢霍乱流行,他毫不犹豫地出手救治,也因此耽搁了返乡的日期。然而就在八月底,他的二女儿定宜在钱塘也患了霍乱,被医生误治,短短几天病逝,年仅二十岁。临终时定宜说:"如果我父亲在,我的病一定能治好。"在巨大的悲痛中,王士雄把他的《霍乱论》重新修订增补,写成《随息居重订霍乱论》并雕版刊行,希望能使更多患霍乱的人获得生的机会。

以吴有性、叶桂、薛雪、吴瑭、王士雄为代表的温病学家,分别从不同角度,为温病学说的发展和成熟作出了杰出贡献,推动了中医学理论的发展。

黄元御的传奇人生

黄元御(1705—1758),名玉路,字元御,一字坤载,号研农,别号玉楸子,清代山东昌邑(今山东省潍坊市昌邑县)人。黄元御出身名门望族,为明代名臣黄福的十一世孙。黄家可以说是书香门第,黄元御自幼便读书明礼,少时从学于侨寓昌邑的名儒于子遽先生,研读儒家学说。

黄元御天资聪颖,过目不忘,他自己说"百家诸子之论,率皆过目而冰销,入耳而瓦解"。雍正十一年(1733),二十八岁的黄元御考中邑庠生。此时的黄元御踌躇满志,"常欲奋志青云,以功名高天下"。正待他在科举道路上奋力直上时,命运却与他开了一个巨大的玩笑。就在考中邑庠生的次年八月,黄元御突发目疾,左目红涩,白睛如血,经庸医针刺,又连服大黄、黄连等寒泄之剂,竟致左目失明。

清朝的科举制度规定,五官不正者,不能仕禄,黄元御的科举之路就此断送。出于对粗工贻误病情的痛恨，以及对世无良医的感慨，黄元御发愤立志："生不为良相济世，亦当为良医济人。"自此弃儒从医。

接下来的日子，他"考镜灵兰之秘，讵读仲景《伤寒》"，闭关苦读三年，从张仲景的《伤寒论》入手，逐渐到《金匮要略》《内经》《难经》等中医典籍，颇有所得。黄元御对经典、对医学的领悟，得益于他深厚的儒学功底。

黄元御著有多部医学著作，《清史稿》中记录了十一部，分别为《素问悬解》《灵枢悬解》《难经悬解》《金匮悬解》《伤寒悬解》《伤寒说意》《长沙药解》《四圣心源》《四圣悬枢》《素灵微蕴》《玉楸药解》。其中，用时最短的《难经悬解》，仅用了六天时间就完成了，着实令人惊叹！从著述的速度、著作的数量和学术水平上来讲，黄元御堪称医学史上的奇迹。

黄元御推崇医学经典，将黄帝、岐伯、扁鹊、张仲景四人奉为"医门四圣"，认为"四圣"之外，历代名医持论多有偏失。因此他穷毕生精力，对"四圣"之书从源到流，重加考订，提出了不少独到见解。黄元御本人喜好道家、易学，曾著《道德悬解》《周易悬象》。道家思想对黄元御影响至深，这在他的医学著作中也多有体现，如《素灵微蕴》就多次引用了《子华子》《关伊子》等道家经典。《四圣心源》中自创的方剂如兔髓汤、黄芽汤等，其理亦源于道家。

乾隆十五年（1750）四月，乾隆皇帝染疾，御医束手无策，此时有人举荐了山东来京的黄元御。黄元御妙手回春，皇帝的身体很快就痊愈了。乾隆大为高兴，亲笔题写"妙悟岐黄"的匾额，还赐给他一副玉石做的象棋和楸木做的棋盘，黄元御自号"玉楸子"，即源于此。后来他以御医的身份参与了乾隆帝的首次南巡。

乾隆二十三年（1758）九月，黄元御病逝，终年五十三岁。乾隆皇帝为他亲题"仁道药济"四字。

出身名门，天资聪颖；而立之年，遭遇人生重大变故；医术精湛，曾被乾隆赐以"妙悟岐黄"匾额；二十四年的医学生涯，著成十一部医学著作；耗时六天，就能完成一部传世经典……这就是山东医家黄元御辉煌而传奇的一生。

敢于改错的王清任

王清任,又名全任,字勋臣,直隶玉田(今河北省唐山市玉田县)人,生于乾隆三十三年(1768)。

王清任年少时家境尚好,考中过武庠生。后来家里出钱给他捐了个"千总"的武官,是军队里级别较低的官职。任职期间,王清任目睹了晚清官场的腐败,对此深为不满。怀着济世救民的志向,加上祖辈行医的影响,二十岁的王清任毅然弃官行医。他在家乡玉田开了一间药铺,取名"正中堂",很快便小有名气。

嘉庆初年,官府要把当地的鸦鸿桥改为官桥,以此向行人收取赋税,刚直磊落的王清任带领乡亲们据理力争,由此卷入了一场是非当中。无奈之下,他背井离乡,出走京津一带行医,很快就凭着高明的医术名满京师。

王清任对于通过解剖明确脏腑极为重视,他发现,古医书中对人体脏腑的论说和图谱之间往往自相矛盾。他认为只有亲眼看到人体内脏的结构,才能解决这些问题，但这在当时是件很困难的事情。为了弄清楚人体结构，他几次到刑场去观察死尸，调查访问仵作、屠夫等熟悉人体或动物内脏的人。嘉庆二年（1797），王清任来到河北滦县稻地镇（今唐山市丰南区），适逢一种叫"温疹痢症"的传染病流行，很多小儿因病死去。根据当地风俗，幼儿的尸体多用草席裹埋于义冢。王清任不避污秽，冒着被传染的危险，一连十余天，详细对照观察了三十多具小儿尸体。

他还做过动物解剖实验。为了搞明白人体对水液的吸收运化问题，他把喂水后马上处死和三日不喂食的动物进行了解剖、比较。他还解剖过羊，将羊和人的心脏相互对照。这在中国医学史上可谓动物解剖的先驱，有人称他为中国动物解剖第一人。

经过四十多年的潜心研究，1830年，也就是王清任去世的前一年，他终于著成了《医林改错》。因其致力于纠正古人在人体认识上的误解，订正了古代解剖学中的许多讹谬，所以取名"改错"。这部书集中体现了王清任的学术贡献。

王清任对于脏腑极为重视，指出诊治疾病最首要的就是要"明脏腑"。他曾说:"著书不明脏腑,岂不是痴人说梦;治病不明脏腑,何异于盲子夜行。"《医林改错》对心、肝、脾、肺、肾等体内的重要脏器分别做了描述,并绘制了25幅脏腑图,批评了以往不正确的认识。比如,王清任改正了古书中"肺有六叶两耳二十四管"的说法,提出了肺

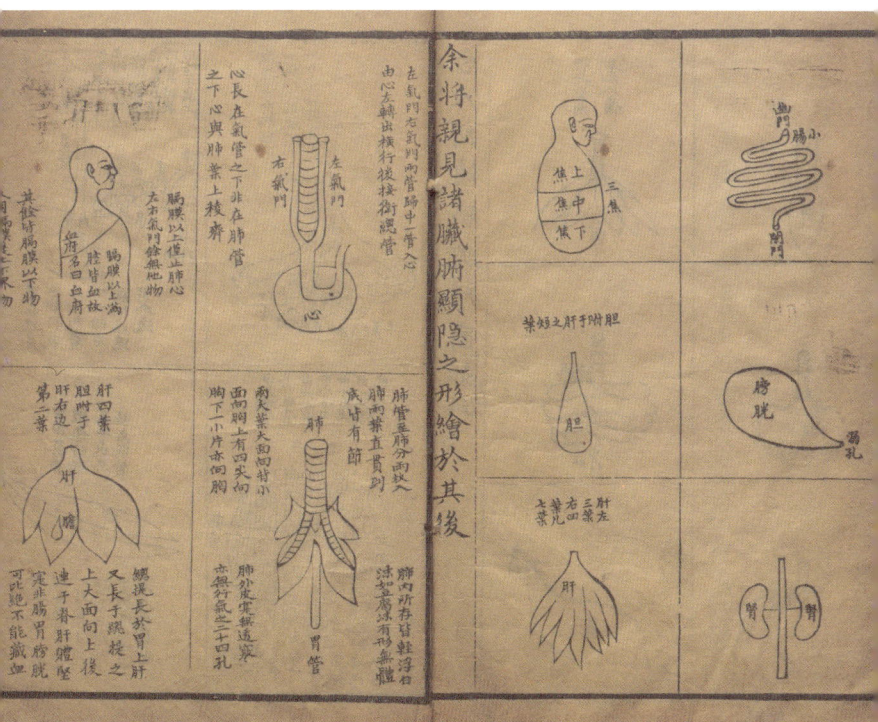

《医林改错》清道光十年(1830)京都隆福寺三槐堂刻本,藏于山东中医药大学图书馆

有左、右两大叶，"肺外皮实无透窍，亦无行气的二十四孔"的见解。

在诊治疾病方面，王清任认为关键在于气血，要使周身之气流通而不滞塞，血行畅达而不瘀滞。在这一理论指导下，王清任创制了22首活血化瘀方。其中，对后世影响较大的方子有通窍活血汤、血府逐瘀汤、少腹逐瘀汤、膈下逐瘀汤、补阳还五汤等。

在当时，王清任的《医林改错》从书名到内容都是非常大胆的。因为受历史条件、客观条件的限制，王清任对脏腑结构的论述，还存在着相当多的问题，所以后来有人说他"越改越错"。一些思想守旧的人对王清任的观点进行攻击，称该书是"无知妄作"。然而从历史的角度看，王清任具有强烈的革新意识。刘必荣为《医林改错》作序时评价说："譬诸清夜钟鸣，当头棒喝，梦梦者皆为之唤醒焉。"梁启超在《中国近三百年学术史》中，对清代医学用"不具举"三字一笔带过，却唯独强调说："唯有一人不可不提，那就是王清任，他无疑是中国医界极其大胆的革命者。"王清任不为旧说所羁绊，坚持从实践中寻找新理论的革新精神，是《医林改错》最为可贵之处。

外治大家吴师机

吴师机（1806—1886），浙江钱塘（今浙江省杭州市）人，原名安业、树杞，后改名颖，又改名樽，字尚先，晚年自署杖仙，别号潜玉居士、潜玉老人。他曾在道光十四年（1834）考中举人，后来因患病未能参加京试，随父亲迁居江苏扬州，自此弃儒从医。

吴师机在医学方面最突出的贡献在于他对外治法的理论总结与实践。

"外治"是相对于"内服"而言的，指一切施于体外或从体外进行的治疗方法，包括针灸、按摩、刮痧、拔罐、熏、洗、熨、贴敷等。内服汤、丸、膏、丹、散可以治病，已被大众广泛接受。那么，外治法为什么能治病呢？

中医认为，人的生命活动之所以能够正常运行，是因为"气"在体内的周流、贯通。内服药物进入人体而发挥作用，关键是因为药物的"气"作用于体内的"气"，两气相感，则气机的升降出入得以运转、调畅，寒热虚实由此而归之于平。外治法虽不经口，却是从体表孔窍而入，同样是以气相感，借助药性来恢复人体气血阴阳的平衡。

基于这样的理念，吴师机提出："外治之理即内治之理，外治之药亦即内治之药。"他认为外治与内治虽然用药的途径与方法不同，但道理是完全相通的。而且，内服药要先经脾胃吸收运化，方能到达病位而起效。而外治法完全不需要迂曲绕道，可以直达病所，作用更为迅捷，针对性也更强。对于脾胃虚弱、服药后难以运化吸收，或者畏惧服药、难以服药之人，外治法也更具优势。

吴师机充分吸收了前人外治法的精华，根据自己二十余年的外治经验，撰成《外治医说》一书。吴师机精益求精，先后历十数次的反复修改方才定稿，他在跋中说"一字一句，皆具苦心"。因叙述采用的是"骈体文"，所以刊行时改名为《理瀹骈文》。

这部书先总论外治之法，继而列举了各科疾病的外治之方，包含嚏、坐、熨、抹、敷等外治方法百余种，搜集了外治方1500多首，其中以膏药为主。

因擅用膏药，吴师机被人称为"吴大膏药"。

吴师机明确指出，因为内治、外治一理，所以外治的膏药是依据内治的理论而运用于临床的。外治的膏方取法于内治法的汤、丸等，药物组成也以君臣佐使等方剂配伍理论为指导，以辨证论治为宗旨。他说，凡是汤、丸等方剂，只要内服有效的，皆可以熬膏用作外治。所以，香苏饮、黄连解毒汤、竹沥化痰丸、理中丸、平胃散、六君子汤、六味地黄丸、补中益气汤等内服药，都可改作外治膏方。

根据病位不同，吴师机分别提出了不同的治法：病在上焦，把药末放置在鼻中取嚏发散是第一捷法；病在中焦，将药切粗末炒香，用布包缚在脐上为第一捷法；病在下焦，将药或研或炒，布包坐在身下为第一捷法。

吴师机的外治法效果非常显著，每天来求诊的患者很多。他的弟弟吴官业曾在《理瀹骈文》序中描述其兄诊治的盛况："凡远近来者，日或一二百人，或三四百人，皆各以时聚，有异有负，有扶掖，有提携，或倚或蹲，或立或跪，或瞻或望，或呼或叫，或呻或吟，或泣或啼，拥塞于庭，待膏之救，迫甚水火。"

吴师机在他临证的二十年间，每个月接诊四五千人，一年五六万人，出膏十万余张，足见临证应用之多。

《理瀹骈文》是中国医学史上第一部外治专著，吴师机被后世誉为"外治之宗"。

畅销医书之冠

清代有一部本草著作，被反复刊印，在200年间，刊印200余次，是医学史上名副其实的畅销书。

作者汪昂，号讱庵，明末清初安徽休宁县西门人，寄籍括苍（今浙江省丽水市）。他生于明万历四十三年（1615），卒年不详。汪昂早年习儒，于经史百家，无不研究，为明末诸生。

1644年，明朝灭亡，正值而立之年的汪昂放弃举子业。他认为诸多技艺之中，只有医道最能惠济于民，于是专心研读《素问》《灵枢》《伤寒杂病论》《脉经》等医学经典，多有领悟。

汪昂说，自唐宋以来，各家方书虽然内容丰富，但却缺乏对医理的阐发；论述本草大都只言什么药治什么病，很少说明为什么可以治疗这种病证；方书多只言药物组成，却不说明为什么要这么用。即便有医籍对病源、药性有所解释，也都语焉不详，几乎"千书一律"，以致读者"开卷茫然"。所以他博览群书，集前人之长，而成一家之说，撰有《素问灵枢类纂约注》《医方集解》《本草备要》，后又陆续编成《汤头歌诀》《经络歌括》《濒湖二十七脉歌》等书。这些书通俗易懂，刊行后流行颇广，其中以《本草备要》最为畅销。

为什么要编撰《本草备要》呢？汪昂对李时珍的《本草纲目》十分尊崇，他发现这部书虽然内容完备、包罗万象，但苦于卷帙浩繁，很难在短时间内掌握；而缪希雍的《本草经疏》对本草的注解虽精，但又有附会之处。所以，他采两书之精义，"以备其要"，名为《本草备要》。他的编撰原则是，药物的介绍和阐发一定要详明确切，言语畅达，语句简洁，从临床出发，增加阅读者的兴趣。汪昂特意提出，这部书"不专为医林而设"，即不是专为医者所作，也包括向一般群众普及本草知识。这在历代的本草著作中是不多见的。

《本草备要》共收载常用药478种，选药精当，要点突出，同时又通俗易懂，使人有开卷了然之感。所以该书自问世后，颇受初学者和普通大众欢迎。自1694年首刊，到1955年的两百多年间，前后共刊印出版200余次，平均每年便有一次印行，可谓本草书重刊之最频者。值得一提的是，这本书还是慈禧案头常备之书，可见它的普及力度之大。吴仪洛的《本草从新》、陈邦贤的《新本草备要》等均以此书为蓝本。

《医方集解》清刻本，藏于山东中医药大学图书馆

《医方集解》是汪昂的另一部著作,成书于1682年,初为3卷,收载正方380余首,附方488首。作者摒弃传统按照病证分类的模式,改按方剂功效进行分类,每方采录多家之言进行注解,并附列自己的见解。该书切合实际,方论精当,简明扼要,在刊行后的300余年间,曾先后刊印发行达60次之多,深受医者和病家的欢迎和好评。

汪昂堪称医学史上的畅销书专家。

余 韵

清末民初,由于西方文化与现代医学的传入,中西医之间形成了鲜明的对比,使中医学的发展遭遇了前所未有的局面。

说到西医传入中国,一般都会从鸦片战争说起。实际上,在历史的各个时期都存在着各国间的医学交流,而近代西医传入中国始于明末清初。

1568年葡萄牙天主教徒卡内罗到达澳门,在澳门白马庙设立了"癫病院",成为西医传入中国的第一人。1582年意大利天主教士利玛窦来华,传入了西方天文、数学、地理、建筑等方面知识,在医学方面则介绍了西方的"脑主记忆说"。1693年,法国人刘应和洪若翰用金鸡纳霜治愈康熙的疟疾。

西方医籍也传入中国。如耶稣传教士翻译了泰西的《人身图说》《人身说概》，是16世纪西方解剖学成就的反映。咸丰年间名医俞理初读过，发现所言与《内经》不同，一一比较后，认为中西方人体是有差异的；王孟英则将其与王清任的《医林改错》做了比较，充分肯定了泰西的解剖学。

然而，不管是上述来华的传教士，还是传入的西方医籍，虽然带来了一些西医学知识，但对中医学的影响并不大，没有对中医学发展形成明显冲击。

真正对中医学产生重大影响，是在鸦片战争以后。

1840年鸦片战争，近代中国社会发生急剧变化。西方文化的广泛传入，对我国传统思维模式形成了巨大冲击，中医学也面临了前所未有的挑战。

不平等条约中规定了列强有在通商口岸建造教堂、医院和学校的权利，这为近代西方医学系统传入中国拉开了序幕。通过开办医院和诊所，创办医学校，吸引留学生，翻译西医书并出版刊物，西医学在中国快速传播开来。

随着西医学的传播,中国出现了中、西两种医学并立的局面,中医、西医的名称就是这一时期产生的。一些进步学者尝试融通西医进行学术革新,开展"中西医汇通"和"中医科学化"等探索,成为近代以来中医发展的重要特征。

最早进行中西汇通尝试的是广东医家陈定泰。陈定泰生活于19世纪中期,于1844年著成《医谈传真》,该书收录解剖图16幅,是第一部引用西医解剖图的中医著作。其孙陈珍阁继承了他的思想,于1890年著成《医纲总枢》,对西医学介绍更为详尽,并进行了针对西医疾病以中医药分证论治的尝试。

唐宗海、朱沛文、张锡纯、恽铁樵等都是中西医汇通学派的代表人物。

唐宗海(1846—1897),字容川,四川彭县(今四川省成都市彭州市)人。他在治学方面提倡"好古而不迷信古人,博学而能取长舍短",著书立说主张"医人不如医医"。他认为中西医各有所长,应"损益乎古今""参酌于中外",以求尽善尽美之医学。他指出中西医原理是相通的,在坚守中医本位的同时,多次用西医来印证中医,试图证明中医并非不科学。

朱沛文,字少廉,又字绍溪,约生于19世纪中叶,广东南海县人。他认为中医"精于穷理,拙于格物""信理太过,涉于虚",西医"专于格物,短于穷理""逐物太过,涉于固",采取"通其可通,存其互异"的态度,主张汇通时"各取其是,加以汇通",不能强合,是中西医汇通派中一位开明的医家。

张锡纯(1860—1933),字寿甫,河北盐山县(今河北省沧州市盐山县)人。中年以后接触西医,他的中西医汇通理论重在"衷中参西",汇通以中医为本。他认为中医包括西医之理,从医理、临床各科病症及治疗用药方面,大胆地引用西医理论,与中医互相印证。在临床上,张锡纯提出中西药物并用,最擅长应用的西药是阿司匹林。

恽铁樵(1878—1935),名树钰,别号冷风、焦木、黄山民,祖籍江苏省武进县(今江苏省常州市武进区)。由于中西文化背景不同,医学基础各异,从而形成了中医、西医两个不同的体系。他一方面指出中医不应故步自封,当吸收西医之长:"中医有演进之价值,必须吸取西医之长,与之合化产生新中医,是今后中医必循之轨道";一方面又强调改良不能偏离中医道路,"万不可舍本逐末,以科学化为时髦,而专求形似,忘其本来"。他主张立足中医,吸取新知。

除上述医家外,其间还出现了不少中西医汇通的著作和论文,反映了这一时代对中西医的不断思考。中西医汇通学派努力寻求中医药发展的新途径、新方法,他们借鉴西医,吸收新知,以求中医的发展进步。他们以沟通中西医学为目标,但限于时代条件和科技水平等因素的制约,并未能真正完成这一任务,中、西医可谓是"汇而未通"。

中华人民共和国成立后,中央政府出台了一系列发展卫生事业的重大决策,强调中、西医并重,倡导中西医结合。面对新形势,中医在坚守传统理论,继承千百年来实践经验的同时,利用现代科学手段,从多学科、多层次、多角度探索中西医结合的问题。

中国医生在新型冠状病毒感染疫情中,中西医结合、中西药并用,交出了一份漂亮的答卷,这对于中西医的互鉴与融合，提供了新的思路，引发了新的思考。

继承与发展，守正与创新，是中医学发展的永恒主题。

后记

丛书的编撰出版,得到了山东省委宣传部、山东省卫生健康委员会(山东省中医药管理局)的大力支持。省委常委、宣传部部长白玉刚对本书高度重视,提出明确要求。省卫生健康委党组书记、主任,省中医药管理局局长马立新统筹指导本书编写工作。省委宣传部副部长魏长民、张同海,省卫生健康委副主任、省中医药管理局副局长李明具体组织本书编写工作。

丛书的编写团队有张立祥、王振国、宋咏梅、刘更生、王春燕、王加锋、毕鸿雁、张永臣、张蕾、阎兆君、戴霞,编写大纲经专家与编辑反复讨论而成,力求突出中医文化特色、贴近大众、通俗易懂。成书期间,还借鉴吸收了有关部门和专家学者的相关研究成果,王超业、李传播、陈高潮、刘倩等同志做了大量统筹协调工作,在此一并表示感谢。

由于时间仓促、水平有限,如有不足之处,敬请批评指正。

编写组

2024 年 12 月